ALLES KLAR BEIM HAAR?

Dr. med. Alice Martin
Dr. med. Lucia Schmidt

ALLES KLAR BEIM HAAR?

Die wichtigsten Fakten zu Wachstum, Gesundheit und Pflege

ecowing

FSC
www.fsc.org
MIX
Papier | Fördert gute Waldnutzung
FSC® C020353

Gendererklärung
Der besseren Lesbarkeit wegen verwenden die Autorinnen im nachfolgenden Text zumeist die Sprachform des generischen Maskulinums. Personenbezogene Aussagen beziehen sich auf alle Geschlechter.

1. Auflage

Medieninhaber, Verleger und Herausgeber:
Red Bull Media House GmbH
Oberst-Lepperdinger-Straße 11–15
5071 Wals bei Salzburg, Österreich

Cover, Layout und Satz: Jefferson & Högerle, Köln
Coverfoto: Christian Paffhausen
Illustrationen im Buch: Christina Demetrescu
Illustration (Lupe): Shutterstock: Antonov Maxim
Autorenillustrationen: Claudia Meitert/carolineseidler.com
Gesetzt aus der Populaire, Freight Text und Sofia.
Printed by Neografia, Slowakei

ISBN: 978-3-7110-0327-0

INHALTSVERZEICHNIS

EINLEITUNG

HAARE – EINE ÄUSSERST PERSÖNLICHE ANGELEGENHEIT

Bei der Oscarverleihung im März 2022 wurde aller Welt vor Augen geführt, welch sensibles Thema Haare sind: Nach einem Glatzenwitz von Chris Rock über die Ehefrau des Schauspielers Will Smith stürmte dieser auf die Bühne und verpasste dem Komiker eine schallende Ohrfeige. Am Tag nach diesem Ereignis googelten sich alle die Finger wund. Jeder wollte wissen: Welche Haarerkrankung hat Will Smiths Ehefrau? Ich selbst stand am nächsten Tag vor der Kamera und drehte ein TikTok-Video über kreisrunden Haarausfall, im Fachjargon auch *Alopecia areata* genannt, die Erkrankung, an der Smiths Ehefrau leidet. Kurze Zeit später hatte dieses Video eine millionenfache Reichweite.

In meiner Weiterbildungszeit als Hautärztin war ich in einer dermatologischen Klinik der Universität tätig und hatte dort täglich mit Fragen zum Thema Haare zu tun. Die meisten Patienten waren nicht deswegen im Krankenhaus, nutzten aber die Chance, wenn sie schon einmal einer Hautärztin gegenübersaßen, ihr »Haar-Anliegen« vorzutragen. Es waren meist alltägliche Fragen, wie jene, nach der Wahl der richtigen Pflegeprodukte, der Ursache für das dünner werdende Haar oder der Ernährung für eine voluminösere Haarpracht.

In meinem späteren beruflichen Leben machte ich mich selbstständig mit der digitalen Hautarztpraxis dermanostic. Dort veröffentliche ich fast täglich Videos und Beiträge zu allen möglichen dermatologischen Themen. Man findet sie bei YouTube, Instagram oder TikTok. Die Videos mit den meisten Aufrufen und Kommentaren sind fast immer jene über Haare. Obwohl ich die Erfahrung in der Klinik ja schon gemacht habe, überrascht mich dieses große Interesse trotzdem. Durch Auswertungen konnte ich schnell feststellen, dass diese Videobeiträge für alle Geschlechter und Altersgruppen relevant sind. Denn jeder und vor allem jede möchte schöne Haare haben, Haarausfall kann in jedem Alter auftreten, und bestimmte Haarerkrankungen betreffen viele Menschen. Die Frage nach der richtigen Haarpflege beginnt sogar schon im Babyalter. Regelmäßig fragen sich junge Eltern, wie oft der Kopf des Säuglings gewaschen werden darf. Ich habe selten so viel konstantes Interesse für ein Thema aus meinem Umfeld – privat und beruflich – wahrgenommen. Haare beschäftigen alle. Und das hat seine Gründe.

Haare sind eine äußerst persönliche Angelegenheit und machen einen großen Teil unseres äußeren Erscheinungsbildes und unseres Auftretens aus. Auch wenn Haare keine lebenswichtigen Organe sind, gibt es die Möglichkeit, Haare zu spenden für Menschen, die aus einer Krankheit heraus zum Beispiel plötzlich kahl sind. Haare sind Teil unserer Identität, sowohl durch die von Natur aus gegebene Haarfarbe und -form als auch durch unser Styling und den Haarschnitt. Frisuren sind eine Möglichkeit, sich auszudrücken, ein Statement zu setzen, sich einzuordnen. Man denke dabei nur an diverse Jugendkulturen. Und gerade weil Haare so unterschiedlich aussehen und wir vieles bei ihnen beeinflussen können, sind sie den meisten Menschen ein großes Anliegen.

In der Medizin ist bekannt, dass die meisten Menschen zum Patienten werden, wenn etwas im oder am Körper nicht mehr so funktioniert, wie es sollte. Anders ist es jedoch bei den Haaren, das merken wir Hautärzte auch in der Sprechstunde. Hier greift das Interesse bereits im (noch) gesunden Zustand und wächst bei krankhaften Veränderungen über das normale Maß hinaus. Manch ein Hausarzt oder Internist würde sich vermutlich darüber freuen, wenn Menschen sich rein präventiv so für ihren Bluthochdruck oder Zuckerwert interessieren würden wie für ihre Frisur. Das soll nicht spöttisch klingen. Unter Haarproblemen können Menschen wirklich leiden. Haarausfall kann zu psychischen Störungen und Depressionen führen, obwohl unser Körper theoretisch keinerlei Behaarung zum Überleben benötigt.

Was Haare außerdem besonders macht? Sie verändern sich ganz von allein im Laufe des Lebens, und wir können dabei zuschauen. Vom weichen Flaum eines Babys hin zu festen Locken. Uns allen ist bewusst, dass unsere Naturhaarfarbe irgendwann einem grauen oder weißen Farbton weichen wird. Oder dass der Mann zum Großteil seine Kopfbehaarung verlieren wird, während Bart- oder Brustbehaarung fröhlich weiterwachsen.

Sicherlich werden auch Sie als Leser sich auf die eine oder andere Weise bereits intensiv mit Ihren Haaren auseinandergesetzt haben und hatten vielleicht schon erste medizinische Berührungspunkte mit haarsträubenden Angelegenheiten wie Kopfläusen, ausgeprägteren Schuppen oder Haarausfall. Oder aber Sie fragen sich regelmäßig im Drogeriemarkt, welches Shampoo und welche Spülung am besten zu Ihrem Haar passt. Welchen Werbeversprechen können Sie Glauben schenken, und wo können Sie mit einem Lächeln das Geld getrost sparen? Mit den richtigen Tipps und Tricks können Sie zukünftig selbst erste Pflegeempfehlungen im Umfeld teilen und schnell eine positive Rückmeldung erhalten.

In diesem Buch wollen wir Sie auch immer etwas mit auf die Reise in Ihren eigenen Körper nehmen. Damit können Sie jetzt gleich beginnen. Wenn Sie Ihren Körper mal gedanklich durchgehen: Wo überall wachsen Haare?

Die Antwort lautet: Haare wachsen auf unserem gesamten Körper mit einer einzigen Ausnahme: Wir haben keine an den Handflächen und Fußsohlen. Wenn Sie sich vorsichtig über die Wangen oder auch Oberarme streichen, fühlen Sie eine sanfte Behaarung. Anders als die Kopf-, Scham- oder Achselbehaarung ist der restliche Körper mit sehr feinen Haaren ausgestattet. Da wir diese Haare wenig wahrnehmen, fallen uns Haarerkrankungen oder Veränderungen meistens nur an den Stellen auf, die auf den ersten Blick für jeden sichtbar sind.

Als der Verlag mich mit der Idee kontaktierte, ein Buch über Haare zu schreiben, war ich direkt begeistert. Ein Werk, in dem jeder nachschlagen kann, was man etwa gegen Kopfhautschuppen oder Haarausfall tun kann. Ein Werk, in dem über Mythen oder Wahrheiten rund um die Haare aufgeklärt wird, und das häufige Fragen klärt, wie etwa, warum Haare nicht unendlich lang wachsen und welche Pflege aus medizinischer Sicht die richtige für welchen Haartyp ist. Ein Buch, das praktische Tipps und Tricks für die regelmäßige Kopfhautwäsche, die Produktauswahl und das Styling verrät.

Aber auch endlich ein Buch, das hilft, nicht völlig ratlos vor dem Drogerieregal zu stehen und für falsche Versprechungen aus der Werbung Unmengen von Geld auszugeben. So viel sei hier schon verraten: Dünne Haare bleiben dünn, egal was man reinschmiert. Kurze Zeit nach meiner Zusage lernte ich meine Co-Autorin Dr. Lucia Schmidt, Journalistin bei der *Frankfurter Allgemeinen Zeitung*, Autorin und Ärztin, kennen – und es war ein perfekter Match. Bereits beim ersten gemeinsamen Gespräch erfuhr ich, dass auch sie vom Thema Haare begeistert war. Direkt fielen ihr jede Menge Fragen, gerade zur Haarpflege, ein, die ihr noch nie jemand beantwortet hatte. Es dauerte nicht lange, da tauschten wir uns im Gespräch direkt über die eigenen Haare aus – meine sind braun und eher kraus, ihre hingegen blond und glatt. Während ich gelegentlich mit zu viel Volumen zu kämpfen habe, erzählte Lucia, dass ihr Haar schon immer etwas dünner war und was sie schon alles versucht habe, um endlich mal eine volle Mähne zu bekommen. Wir konnten also aus verschiedenen Perspektiven auf das Thema schauen und stellten fest: Es macht Spaß, sich damit zu beschäftigen. Von da an arbeiteten wir gemeinsam an diesem Buch mit dem Ziel, Ihnen ein angenehmes Lesevergnügen zu verschaffen, bei dem Sie viel lernen.

Wir wollen, dass Sie künftig wissen, wie Ihre Haare aufgebaut sind und was Sie tun können, um möglichst lange Freude daran zu haben. Außerdem möchten wir weit über den pflegenden Aspekt hinausgehen und dermatologische Haarerkrankungen in ihrer Ursache und Entstehung erläutern, damit Sie als Leser nachvollziehen können, was genau sich auf Ihrem Kopf abspielt.

Nehmen Sie dieses Buch als Ratgeber zur Hand, und lassen Sie Ihren Kopf arbeiten. Wir versprechen Ihnen, Ihre Haare werden Ihnen bei manchen Erkenntnissen zu Berge stehen, und Ihnen wird ab nun auch bewusst sein, wie und warum das passiert. Wenn Sie am Ende der Lektüre Ihre Haare nicht nur für ihr Aussehen, sondern auch für ihren täglichen Dienst etwas mehr wertschätzen und wie selbstverständlich wissen, was Ihren Haaren bei der Pflege individuell am besten tut oder wie Sie Ihre Beschwerden in den Griff bekommen, haben wir alles erreicht, was wir Ihnen mit diesem Buch bieten wollen.

Kapitel 1

ANATOMIE UND VIELFALT DER HAARE

HAARE – IHR AUFBAU UND IHRE AUFGABEN

Vom Schmücken und Schützen

Haben Sie sich eigentlich schon einmal Gedanken darüber gemacht, warum Sie Haare auf dem Kopf, unter den Achseln, an den Armen oder an den Beinen haben? Meist stellen wir uns diese Frage nicht, sondern sind vielmehr damit beschäftigt, dass all diese Haare entweder gut geschnitten und perfekt gepflegt sind oder aber nicht allzu schnell wieder sprießen.

Haare haben aber wichtige Aufgaben. Sie halten uns im Winter warm oder helfen uns im Sommer, einen kühlen Kopf zu bewahren. Sie schützen unseren Körper vor schädlichen Umwelteinflüssen und helfen, selbst kleinste Luftzüge und Bewegungen in unserer Umgebung sofort zu bemerken und gegebenenfalls zu reagieren.

Um besser zu verstehen, wie die Haare uns bestmöglich schützen und zugleich schmücken können, macht es Sinn, sich erst einmal mit der Anatomie der Haare zu beschäftigen. Das mag trocken klingen, aber wer verstanden hat, wie die Haare aufgebaut sind, der kann sie optimal pflegen und vor Schäden sowie Krankheiten schützen.

Von der Wurzel bis zur Spitze

Unter der Haut

Bevor wir uns mit dem sichtbaren Teil des Haares beschäftigen, also dem, den wir jeden Tag kämmen und anfassen, ist es wichtig, einen Blick auf die Teile des Haares zu werfen, die sich unterhalb der Hautoberfläche befinden: auf die Haarwurzel und den Haarfollikel.

Die sogenannte Haarwurzel reicht bis in die tiefsten Schichten der Haut und wird mit zunehmender Tiefe immer dicker. Wie der Name schon vermuten lässt, ist die Haarwurzel der Ort, an dem das Haar gebildet wird und wächst – ganz analog zu einer Pflanze. Am unteren Ende des Haares bildet sie die sogenannte Haarzwiebel, eine knollenartige Struktur, die das Haar sicher in der Haut verankert.

Innerhalb der Haarzwiebel liegt die sogenannte Haarpapille. Es handelt sich dabei um eine kleine Einstülpung in der Haarwurzel, an der Blutgefäße eintreten, um die Haarwurzel mit allen wichtigen Nährstoffen zu versorgen. Die Wurzel wird zusätzlich durch Bindegewebe stark fixiert. Deshalb kann Wind, Ziehen oder Verhaken dem Haar meist nichts anhaben. Es bleibt standhaft.

Doch eine Haarwurzel ist niemals allein in der Haut, sie lebt sozusagen in einer Wohngemeinschaft: Gemeinsam mit einer Talgdrüse, einem Nerv und einem kleinen Muskel bildet sie immer eine Einheit, die man als Haarfollikel bezeichnet.

Wie auch in einer menschlichen Wohngemeinschaft haben dabei alle in der Haarfollikel-WG ihre Aufgabe, damit das Zusammenleben funktioniert.

Durch die Haarwurzel wird das Haar ernährt. In ihr enden die Blutgefäße, die Sauerstoff und Nährstoffe liefern.

Der Nerv ist der Aufpasser. Er ist sehr sensibel und empfindsam, damit er auch wirklich jeden Windhauch durchs Haar und jedes liebevolle Streicheln bemerkt. Und sollte es nicht liebevoll sein, dann kann er sehr früh warnen.

Modell einer Haarwurzel in der Haut

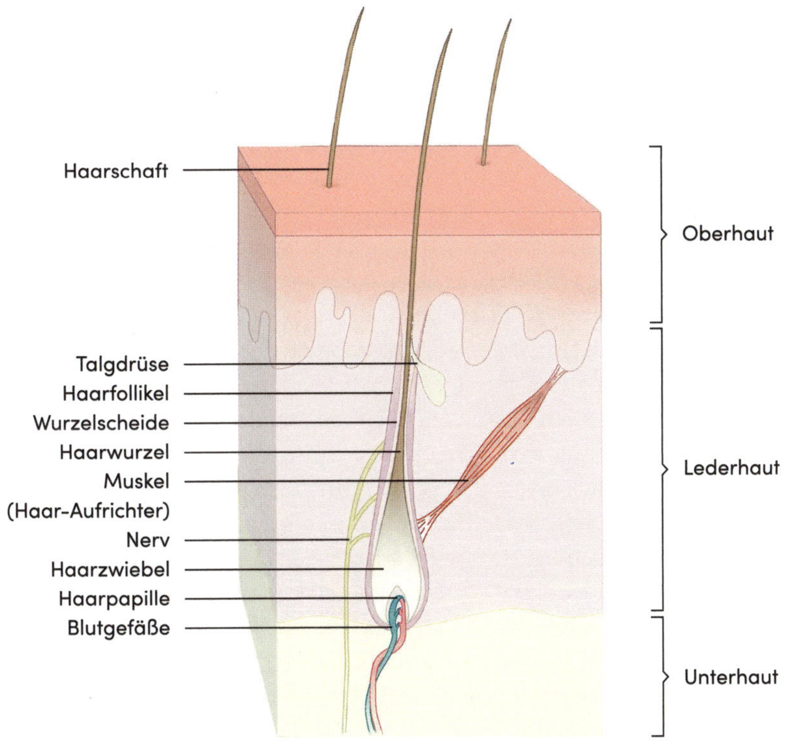

Der Muskel, der mit dem Haar verbunden ist, trägt den lateinischen Namen *Musculus arrector pili*, zu Deutsch der »Haar-Aufsteller«. Dieser Muskel wird aktiviert, wenn wir etwa Angst haben oder frieren. Weiß man um die Aufgabe dieses Muskels, macht der Spruch »Mir stehen die Haare zu Berge« gleich viel mehr Sinn. Er bewirkt nämlich, dass sich auch das kleinste Härchen auf der Haut aufstellt. Warum der Körper einen solchen Muskel besitzt, hat zwei Gründe. Der erste: Ist dem Organismus zu kalt, bewirken die aufgestellten Haare, dass die Wärmemoleküle in der Luft zwischen den einzelnen stehenden Haaren eingefangen werden. Man kann sich das vorstellen wie in einer Menschenmenge. Steht man in einer solchen dicht beieinander, ist es viel wärmer, als wenn man allein auf dem Feld steht.

Doch nicht nur bei Kälte, auch bei Emotionen wie Angst, wenn einem ein Schauer über den Rücken läuft, richten sich die Haare auf. Hier greift eine andere Erklärung, die wir auch aus dem Tierreich kennen: Durch die aufgerichteten Haare wirkt das Individuum größer und stärker. So will man den Gegner, der einen verängstigt, verjagen. Bei Tieren ist der Effekt deutlich sichtbarer als bei uns Menschen, wo die dünnen Körperhaare kaum eine optische Auswirkung haben. Man kann also sagen, dass die Gänsehaut beim Menschen der vergebliche Versuch ist, ein Fell zu sträuben.

Über der Haut

Gerade Frauen kennen es, sie stehen vorm Spiegel und sind frustriert: Mal wieder wirken die Haare glanzlos, sind voller Spliss. Die Lösung: ein Anruf beim Friseur. Mit dieser Alltagsbeobachtung sind wir bei dem Teil der Haare angelangt, der über der Haut liegt und der, wie wir uns gerne ausdrücken, nach einiger Zeit »kaputt« aussieht. Woran das liegt, kann man gut verstehen, wenn man sich mit dem Aufbau eines Haares beschäftigt.

Trotz seines kleinen Durchmessers von gerade einmal etwa 0,1 Millimetern besteht ein Kopfhaar aus drei verschiedenen Schichten. Von außen nach innen betrachtet sind das die Schuppenschicht, die Faserschicht und das Mark.

Dass wir immer wieder zum Friseur müssen, liegt an der äußeren Schicht, der Schuppenschicht. Sie besteht aus einigen Umhüllungen von farblosen abgestorbenen Haut- beziehungsweise Hornzellen, den sogenannten Keratinschuppen. Sie liegen beim gesunden Haar wie Dachziegel flach und bündig übereinander und sind der wohl wichtigste Gesundheitsindikator der Haare.

Wenn diese Hornzellen der Schuppenschicht beim gesunden Haar flach übereinanderliegen, reflektieren sie das Licht und verleihen dem Haar seinen gesunden Glanz. Zwischen den Zellen der Schuppenschicht liegt ein sogenannter intrazellulärer Zement, der aus kleinen, freien Fettsäuren, Kohlenhydraten

Aufbau eines Kopfhaares

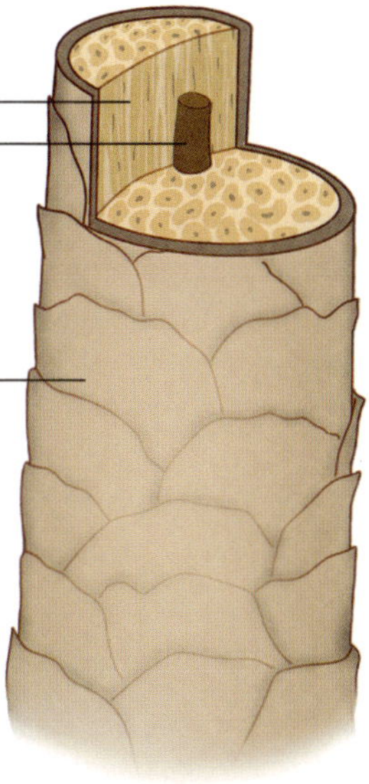

und Ceramiden besteht. Zusammen bilden sie eine Art Barriere, um die innen liegenden, abgestorbenen Hautzellen zu schützen. Noch dazu beugt der intrazelluläre Zement Wasserverlust vor und hält das Haar so gesund. Sind Dachziegel und Zement nicht mehr in Ordnung, weil sie durch Reibung, Hitze oder Chemikalien beeinträchtigt werden, sehen die Haare kaputt aus.

Geht man von außen nach innen ins Haar, kommt nach der Schuppenschicht die Faserschicht. Sie bildet das Gerüst der Haare und macht das Haar so unglaublich belastbar. Hier liegen auch die Farbpigmente, die durch die Schuppenschicht hindurchschimmern. Der Aufbau dieser Faserschicht ist sehr komplex. Wir können Ihnen diesen aber nicht ganz ersparen, weil er entscheidend ist für das Aussehen und die Funktion der Haare – und am Ende auch für die Frage, wie wir unsere Haare am besten pflegen.

Eine einzelne Zelle der Faserschicht wird als Makrofibrille bezeichnet (*makros* bedeutet im Griechischen groß) und besteht aus Hunderten kleinen Mikrofibrillen (*mikrós* bedeutet im Griechischen klein), die untereinander vernetzt sind und die Zellen widerstandsfähig machen. Stellen Sie sich dazu eine Kordel vor, die in ihrer Gesamtheit der Zugkraft Widerstand leistet. Diese Kordel setzt sich aus einzelnen Fasern zusammen, und genauso kann man sich die Faserschicht der Haare vorstellen.

In dem Bereich zwischen den einzelnen Fibrillen befinden sich das Protein Keratin und einige spezielle Aminosäuren. Das Keratin, welches sich zwischen den einzelnen Fibrillen befindet, ist in der Lage, sich mit Wassermolekülen zu verbinden, und reguliert so den Feuchtigkeitshaushalt der Haare. Wird das Keratin durch äußere Einflüsse, wie zum Beispiel durch zu heißes Föhnen, UV-Strahlung oder Chemikalien, zerstört, dann werden die Haare trocken und brüchig. Sie verlieren ihren Glanz und sehen kaputt aus. Außerdem ist das Keratin dafür verantwortlich, dass wir uns eine Dauerwelle machen lassen können. Dabei werden nämlich die Strukturen im Keratin teilweise »aufgebrochen« und anschließend in der gewünschten Form fixiert.

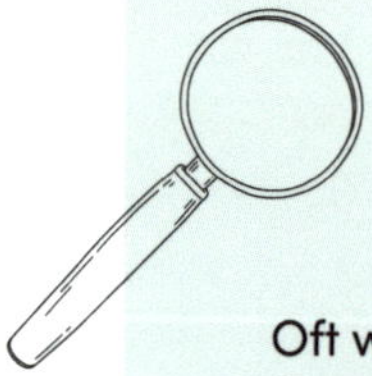

HAARGENAU:

KERATINSHAMPOOS

Oft wird mit dem Keratingehalt für die Wirksamkeit eines Shampoos, einer Spülung oder Maske geworben. Der Mechanismus hinter diesem Werbeversprechen ist: Das Keratin aus dem Pflegeprodukt soll die Keratinlücken im strapazierten Haar wieder auffüllen. Das funktioniert bis zu einem gewissen Grad auch wirklich. Der Effekt ist vor allem unmittelbar nach der Anwendung spür- und sichtbar, nach der nächsten Wäsche aber meist wieder komplett verschwunden. Da das Shampoo sich eher an die Kopfhaut richtet und weniger an die Haare an sich, sollte man, wenn man Produkte mit Keratin nutzen will, eher zu Masken oder Spülungen greifen, die nach der eigentlichen Kopfwäsche angewendet werden.

Jetzt haben wir die Schuppenschicht und die Faserschicht des Haares besprochen. Die dritte Schicht ist die Markschicht, auch Haarmark genannt. Sie besteht aus ein bis zwei Reihen von Hornzellen und jeder Menge lufthaltiger Hohlräume. Doch nicht alle Haare an unserem Körper besitzen ein solches Mark. Das gilt nur für die dicken Haare, wie etwa die auf dem Kopf.

Stoppelig, weich, flauschig

Wie gerade schon angedeutet, nicht alle Haare an unserem Körper sind exakt gleich aufgebaut. Manche haben ein Mark, andere nicht. Die Haare mit Mark nennt man Terminalhaar, die ohne Vellushaar.

Vellushaare finden sich an der gesamten Körperoberfläche und bilden sich beim Ungeborenen etwa ab dem sechsten Monat im Bauch der Mutter. Dieses Haar bleibt dem neugeborenen Menschen erst einmal eine ganze Zeit auf dem Körper erhalten.

Es sind eher dünne, kleine und meist farblose Härchen. Mit Beginn der Pubertät wandelt sich bei Männern bis zu 90 Prozent des Vellushaares in dickeres und dunkleres Terminalhaar um. Bei Frauen sind es nur bis zu 45 Prozent.

Das Vorkommen der dicken Terminalhaare hängt also deutlich von Alter und Geschlecht ab und ist bei jedem Menschen unterschiedlich. Zu den Terminalhaaren zählen nicht nur unsere klassischen Kopfhaare, sondern auch Bart-, Achsel-, Nasen-, Augenbrauen- und Schamhaare, bei Männern zum Beispiel auch die Brusthaare. Nicht nur das Alter oder Geschlecht, sondern auch Hormone, genetische Faktoren, Stress und Umwelteinflüsse können die Wandlung zum Terminalhaar beeinflussen.

Einige Körperstellen bilden nur Terminalhaar, wenn eine bestimmte Konzentration von Sexualhormonen im Blut vorhanden ist. Das wichtigste Hormon für die Regulation der Terminalhaare ist das männliche Geschlechtshormon Testosteron. Davon abhängig unterscheidet man drei verschiedene Typen von Terminalhaaren: Nichtsexual-, Sexual- und Ambisexualhaar.

Nichtsexualhaar ist beispielsweise unser Kopfhaar, die Augenbrauen und die Wimpern. Sie bilden sich schon als Anlage in den letzten zwei Schwangerschaftsmonaten aus und wachsen deutlich verstärkt unmittelbar nach der Geburt. Ihre Ausprägung ist unabhängig von den Spiegeln der Sexualhormone im Blut.

Sexualhaare sind unter anderem Barthaare, Brust- und Bauchhaare. Sie bilden sich nur, wenn im Körper eine bestimmte Menge an Testosteron vorliegt. Diese Konzentration erreichen eigentlich nur Männer ab der Pubertät. Das erklärt auch, warum nur bei Männern an Bart, Brust, Bauch und Rücken irgendwann die Haare zu sprießen beginnen. Frauen haben zwar auch eine gewisse Konzentration von Testosteron im Körper, diese reicht aber normalerweise nicht, um Sexualhaar auszubilden. An den entsprechenden Stellen haben Frauen deshalb weiterhin Vellushaare.

Die Funktion der Sexualhaare ist noch nicht abschließend geklärt. Vermutlich dienten sie unseren Vorfahren vor allem als Symbol der Männlichkeit, aber auch in gewissem Maße als Schutz. Amerikanische Forscher haben die Schutzwirkung von dichten Barthaaren bei Männern untersucht und herausgefunden:

Ein Bart wirkt wie ein Stoßdämpfer und schützt die empfindlichen Kieferknochen zum Teil vor schweren Schäden, zum Beispiel bei Schlägen. Als die Männer noch Jäger und Sammler waren, konnte das große Vorteile für sie haben.

Ambisexualhaare sind auch von den Testosteronspiegeln des Körpers abhängig, bilden sich aber schon bei deutlich niedrigeren Konzentrationen, als das Sexualhaare tun. Auch Frauen erreichen diese Konzentrationen mit Beginn der Pubertät. Deshalb kommt es auch bei ihnen zum Wachstum von Haaren im Achsel- und Intimbereich. Die Funktion dieser Haare liegt vermutlich im Schutz der darunterliegenden Haut, die empfindlich gegen Reibung ist. Intimbehaarung schützt die äußeren Geschlechtsorgane zusätzlich vor Schmutz und Krankheitserregern. Mikroorganismen und Ungeziefer können die dichten und starren Schamhaare nur schwer durchdringen, und diese gelangen so nicht direkt in den Intimbereich.

HAARGENAU:

BABYHAARE

Im Bauch der Mutter bildet sich beim ungeborenen Kind das sogenannte Lanugohaar. Für das Kind ist dieses überlebenswichtig: Zusammen mit den Talgdrüsen der kindlichen Haarfollikel bildet es die Käseschmiere. Sie schützt die Haut des Ungeborenen vor dem Fruchtwasser, in dem das Kind monatelang schwimmt. In den letzten zwei Monaten vor der Geburt fällt das Lanugohaar aus und wird langsam durch das Vellushaar ersetzt.

Kommen Kinder deutlich zu früh auf die Welt, kann man das Lanugohaar teilweise noch an ihnen entdecken. Für Mediziner ist das ein Indikator für den Entwicklungszustand des zu früh geborenen Kindes.

DER LEBENSWEG EINES HAARES

Rapunzel, Rapunzel – lass dein Haar herunter

Sicher haben Sie sich schon mal gefragt, warum unsere Haare an den verschiedenen Körperstellen nicht nur unterschiedlich dick sind, sondern auch unterschiedlich lang. Eine Wimper würde niemals die Länge eines Kopfhaares erreichen und Augenbrauen wohl kaum so lang wachsen wie Achselhaare.

Die Antwort auf diese Frage findet man im Wachstumszyklus der Haare, der je nach Körperregion, in der sich das Haar befindet, unterschiedlich ist. Kopfhaare, von denen übrigens jeder zwischen 100 000 und 150 000 Stück hat, haben beispielsweise einen deutlich längeren Wachstumszyklus als Augenbrauen.

Das Leben eines Haares spielt sich in drei Phasen ab und verläuft gar nicht so anders als das eines Menschen. Erst einmal wächst es, dann lebt es vor sich hin, und am Ende wird alles etwas ruhiger und beschwerlicher, bis das Leben endet. Schauen wir uns die drei Phasen mal an. Sie zu kennen ist wichtig, um zu verstehen, warum mancher Haarausfall zu kahlen Stellen führt und anderer ganz normal ist.

Erste Phase: Zeit zum Wachsen

Die sogenannte Wachstumsphase, medizinisch auch *Anagen* genannt, ist die wichtigste Phase für das Wachstum der Haare. Sie dauert bei den Kopfhaaren etwa zwischen drei und acht Jahren. In allen anderen Körperregionen, die nicht so lange Haare hervorbringen können, dauert sie nur zwischen vier und sieben Monaten. Je länger diese Phase also dauert, desto länger kann ein Haar auch werden. Irgendwie logisch. Pro Tag wächst ein einzelnes Haar im Durchschnitt etwa 0,35 Millimeter. Das ergibt pro Monat ein Haarwachstum von etwa einem Zentimeter.

Betrachtet man alle Haare des Körpers, befindet sich der Großteil von ihnen, etwa 80 bis 90 Prozent, in der Anagenphase. Das ist auch nicht verwunderlich, denn wie wir gleich sehen werden, dauern die anderen beiden Phasen des Haarzyklus nicht annähernd so lange wie die Wachstumsphase.

Zweite Phase: Zeit zum Glänzen

In der Übergangsphase, auch *Katagen* genannt, hat das Haar seine volle Länge erreicht, wächst nicht mehr weiter und bereitet sich darauf vor auszufallen. Der Haarfollikel samt Zwiebel und Papille wird kleiner, die hornbildenden Zellen teilen sich nicht mehr. Das Haar löst sich von der Blutversorgung und verbleibt als »Keulenhaar« innerhalb des Follikels. Mit einer Dauer von etwa drei Wochen ist das Katagen die kürzeste Phase des Haarzyklus. Nur ein bis zwei Prozent aller Haare befinden sich in dieser Phase.

Dritte Phase: Zur Ruhe kommen

In der Ruhe- beziehungsweise Ausfallphase, dem *Telogen*, verliert ein Haar schließlich durch weitere Rückbildung des Haarfollikels seinen letzten Halt in der Haut und fällt aus. So, wie wenn man am Ende kräftig an der Küchenmaschine rüttelt, damit der letzte Nudelteig rausfällt. Aber die Ruhephase ist nicht nur die Phase des Verlustes, sondern auch die der Vorbereitung. Ist das alte Haar erst einmal ausgefallen, regeneriert sich der Haarfollikel und macht sich bereit für einen neuen Start des Wachstumszyklus. Je nach Körperregion variiert die Dauer der Ruhephase stark. Kopfhaare haben im Durchschnitt ein Telogen von nur etwa drei Monaten, andere Regionen liegen bei etwa neun Monaten. Dementsprechend befinden sich zwischen 10 und 20 Prozent aller Haare in der Ruhephase.

HAARGENAU:

SO FUNKTIONIERT DAS HAARWACHSTUM IM DETAIL

Keratinzellen beziehungsweise hornbildende Zellen, die sogenannten Keratinozyten, die sich im Bereich der Haarwurzel befinden, werden durch umliegende, spezielle Bindegewebszellen so stimuliert, dass sie sich in kurzen Zeitabständen teilen.

Das Haarwachstum muss man sich vorstellen, wie wenn man Nudelteig durch eine Küchenmaschine laufen lassen würde. Oben stopft man einzelne Teigteile rein, und unten kommen Spaghetti raus. Bei den Haaren heißt das: Rund um die Haarwurzel bilden sich immer neue Zellen, die sich aneinanderkleben, verhornen und peu à peu nach außen gedrückt werden. Der Haarschaft wird verlängert, das Haar wächst.

HAARGENAU:

AUSFALLEN DER HAARE

Der Prozess des Ausfallens beginnt damit, dass die Bindegewebszellen ihre Stimulation beenden, womit die Zellteilungsrate der Keratinozyten sinkt. Es stehen also immer weniger Zellen zur Verfügung, die nach außen gedrückt werden können. Um beim Nudelmaschinen-Beispiel zu bleiben, es werden immer weniger Teigstücke in die Maschine gedrückt. Im Anschluss verkürzt sich der Haarfollikel, der ja dafür verantwortlich ist, dass das Haar in der Haut verankert ist. Die Folge: Das Haar verliert seine feste Bindung zur Haarpapille, von der aus es mit Nährstoffen versorgt wurde. Ohne Halt und Ernährung fällt es aus.

Die drei Phasen des Haarwachstums

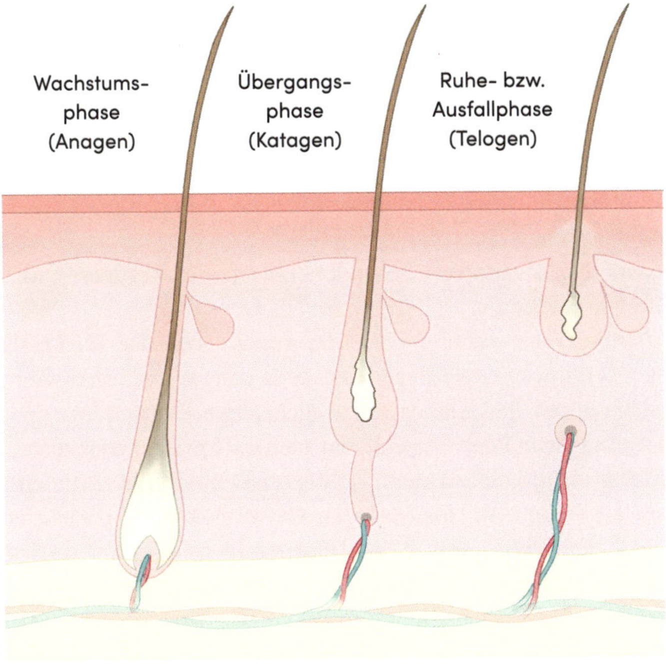

FARBE UND STRUKTUR – EINE GROSSE BANDBREITE

So bunt ist der Kopf

Wenn Sie das nächste Mal in der Bahn oder dem Bus sitzen, schauen Sie sich doch mal ganz bewusst an, welche Haarfarben die Menschen um Sie herum so haben. Ihnen wird auffallen, braun ist nicht gleich braun und blond nicht gleich blond. Haarfarben sind deutlich vielseitiger, als man denkt. Aber, alle natürlichen Haarfarben befinden sich in einem Farbspektrum von Schwarz über Braun und Rot bis hin zu Blond und Weiß – außer man hilft beim Friseur nach. Der Grund, warum uns niemals grüne oder blaue Haare wachsen werden, liegt im Farbstoff Melanin, der in den Melanozyten, den Farbzellen, gebildet wird.

Die Melanozyten sind überall in der Haut verteilt und bestimmen je nach Melaninkonzentration in den Hautzellen die Farbe der Haut – und letztendlich der Haare. Dabei gibt es zwei verschiedene »Sorten« von Melanin: das braunschwarze Eumelanin und das rot-gelbe Phänomelanin.

Direkt im Bereich der Haarwurzel sitzen besonders viele Melanozyten und geben die von ihnen gebildeten Melaninkörperchen an die zukünftigen Haarzellen ab. Die Zusammensetzung und Menge von Eu- und Phänomelanin in den Haarzellen bestimmt letztendlich die individuelle Haarfarbe. Obwohl es nur zwei Sorten von Melanin gibt, entsteht so trotzdem eine unglaublich breite Vielfalt an natürlichen Haarfarben.

Rote und blonde Haare beispielsweise haben besonders viel Phänomelanin und kaum Eumelanin. Bei den dunkleren Haarfarben wie Schwarz sieht das Ganze wieder anders aus, sie enthalten besonders viel schwarz-braunes Eumelanin und dafür kaum Phänomelanin.

Eine Besonderheit stellen weiße oder graue Haare dar. Weiße Haare sind nicht etwa voll mit weißem Farbpigment, denn so etwas besitzen wir Menschen nicht. Im Alter hören die Melanozyten schlichtweg auf, Melanin zu produzieren. Sie gehen sozusagen in Rente. Schaut man sich weißes Haar genauer an, fällt auf, dass die Haare eigentlich fast durchsichtig sind. Die weiße Farbe entsteht dadurch, dass die einzelnen, transparenten Haare vielmals von Licht gebrochen werden und somit weiß wirken. Sie sind aber gar nicht weiß, und das ist auch der Grund, warum sie beim Färben auch schwerer Farbe annehmen.

Sicherlich ist Ihnen auch schon aufgefallen, dass man nicht mit einem Schlag »ergraut«. Denn bevor das Haar im Ganzen weiß erscheint, durchläuft es verschiedene Grautöne. Diese verschiedenen Farbtöne entstehen, weil nicht jeder Melanozyt abrupt seine Farbproduktion einstellt, also nicht sofort pensioniert wird. Manche arbeiten noch in Teilzeit weiter. Zwischen die bereits farblosen Haare mischen sich immer wieder auch noch farbige Haare. Deshalb sehen graue Haare meistens auch nicht einheitlich grau aus, sondern scheinen eher meliert.

Fehlen die Farbpigmente von Geburt an komplett, spricht man von Albinismus. Die Haare und auch die Haut sind dann ganz weiß, die Augen blass-blau oder rosa. Albinismus ist eine angeborene, nicht heilbare Stoffwechselerkrankung, bei der der Körper nur eingeschränkt oder gar kein Melanin herstellen kann. In seltenen Fällen sind nur die Augen betroffen und die Haarfarbe wird normal ausgeprägt.

Dass Haut- und Haarfarben global gesehen eine eindeutige Verteilung haben, ist kein Zufall. Dieses Phänomen wird durch zwei der wichtigsten Funktionen unserer Haare erklärt: den UV-Schutz und die Wärmeregulation.

Dunkle Haare beinhalten mehr Melanin, womit sie die Kopfhaut effektiver vor den UV-Strahlen der Sonne schützen können. Diese sind in südlicheren Ländern besonders intensiv, weshalb die Menschen dort meist dunkle Haare haben, die auch deutlich dicker als blonde Haare sind. Zusätzlich ist der Abstand zwischen den einzelnen Haarfollikeln bei dunklen Haaren häufig größer als bei helleren Haaren, wodurch die Körperwärme in heißen Ländern besser reguliert werden kann. Die Menschen schwitzen weniger, da die dicken Haare mit größerem Abstand zwischen einander die Wärme deutlich besser vom Körper abtransportieren können.

Unabhängig von der geografischen Lage haben jedoch mehr als drei Viertel aller Menschen dunkles Haar, weil das Gen für braun-schwarze Haare bei der Vererbung dominant ist. In Europa liegen die Haarfarben zumeist im Bereich der Brauntöne, wobei sie von Tiefbraun im Mittelmeerraum nach Norden immer heller werden und dort von eher blonden Tönen abgelöst werden.

Das lässt sich auch dadurch erklären, dass Menschen aus nördlicheren Regionen nicht so starker Sonnen- und somit UV-Strahlung ausgesetzt sind und deshalb auch kein dunkles Haar brauchen. Ihre Haare sind in der Regel blond oder rötlich. Auch gegen die häufig niedrigen Temperaturen in der nördlichen Hemisphäre hat der Körper einen effektiven Schutz entwickelt. Die Menschen haben dort meist deutlich dichteres Haar, dessen Follikel sehr nahe beieinanderstehen. So kann die vom Körper abgegebene Wärme förmlich zwischen den vielen dünnen, eng aneinander liegenden Haaren eingefangen werden und geht nicht verloren. Natürlich blonde Haare bis ins Erwachsenenalter haben nur etwa zwei Prozent der Weltbevölkerung. Rot ist mit nur ein bis zwei Prozent die seltenste Haarfarbe auf der Welt.

Mit Haut und Haaren

Unsere Haare sind nicht ohne unsere Haut zu denken. In ihr sind sie befestigt, und die Haut ist für die Haare der wichtigste Versorger. Alle Nährstoffe und Zellen, die bei der Bildung und Versorgung der Haare wichtig sind, stammen aus der Haut. Damit wir Haare überhaupt sehen können, muss sich jedes Haar erst einmal durch die Haut und all ihre Schichten durchkämpfen. Aus diesem Grund, und weil Haarpflege somit immer auch Hautpflege ist, wollen wir uns diesen Weg einmal genauer anschauen.

Das Wachstum des Haares beginnt in der tiefsten Hautschicht, der *Subcutis* oder auch Unterhaut. Hier befinden sich besonders viele Fettzellen und straffe, feste Bindegewebsfasern. Die Subcutis wirkt durch das viele Fett als Druckpolster und Isolationsschicht für den Körper gegen äußere Temperaturen. Viele straffe Fasern verankern unsere Haut hier an den darunterliegenden Strukturen: den Sehnen und Körperfaszien.

Position und Versorgung des Haares in der Haut

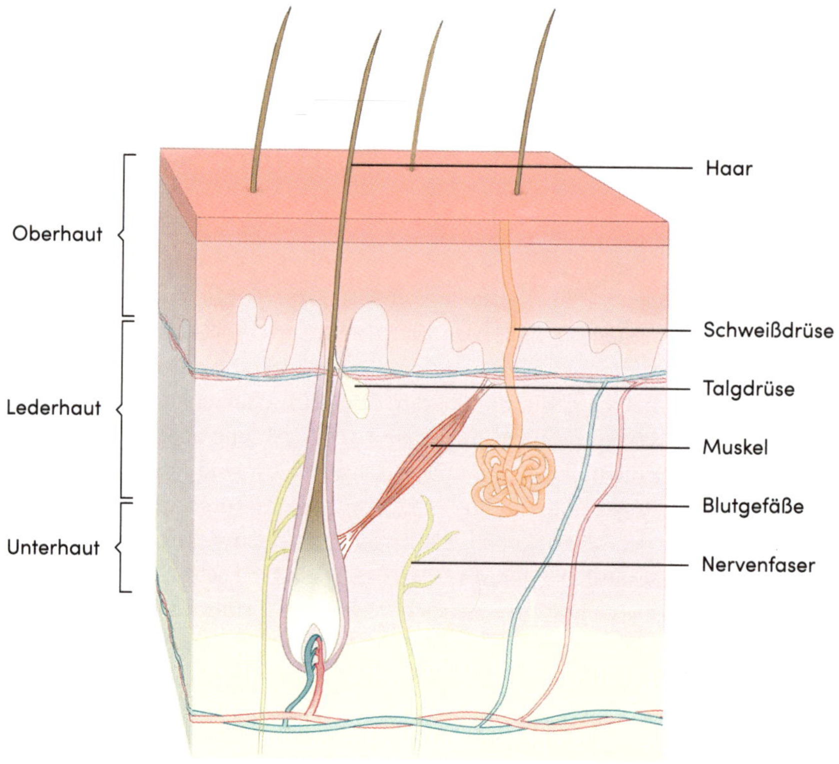

Zusätzlich ist die Unterhaut für die Blutversorgung der Haut unerlässlich. Hier treten alle Blutgefäße ein und aus, die unsere Haut mit wichtigen Nährstoffen versorgen und letztlich auch das Haar erreichen. Das Haar entspringt an der Grenzschicht zwischen der Unterhaut und der darauffolgenden Schicht.

Hat das Haar die erste Schicht hinter sich gelassen, erreicht es die zweite Hautschicht, Lederhaut oder auch *Dermis* genannt, sie erfüllt zwei wichtige Funktionen: Zum einen beinhaltet sie viele dichte Fasern, die unsere Haut durch ihre komplexe Anordnung deutlich stabiler machen und beispielsweise verhindern, dass die Haut reißt, wenn etwas daran zieht.

Die zweite wichtige Funktion der Lederhaut wird durch viele unterschiedliche Sinneszellen erfüllt. So ist sie zum Beispiel für unser Tast-, Wärme- und Druckempfinden verantwortlich. Außerdem sitzen in der Lederhaut einige Drüsen. Die wichtigsten unter ihnen sind die Schweiß- und die Talgdrüsen.

Kurz bevor wir das Haar dann sehen können, muss es sich noch durch die Oberhaut oder auch *Epidermis* drücken. Diese obere Hautschicht besteht aus fünf mikroskopisch kleinen Zellschichten. In der untersten Schicht werden unsere Hautzellen gebildet und wandern dann langsam bis zur Hautoberfläche.

Zwischen den einzelnen Zellen liegen sogenannte Ceramide, das sind Hautfette, die unsere einzelnen Hautzellen zu einer großen, einheitlichen Barriere verbinden. Zusätzlich wirken sie, wie fast alle Fette, wasserabweisend und erfüllen so eine weitere Schutzfunktion für die Haut. Die Hautzellen und Ceramide schützen die Haut als äußere Verteidigungslinie etwa vor mechanischen Einflüssen, Wasserverlust und vor verschiedenen schädlichen Stoffen aus der Umwelt.

Nachdem sich das Haar also durch diese Schicht gearbeitet hat, ist es in seiner vollen Pracht sichtbar.

Blonde Locken hatte schon die Oma

Es ist im Leben doch oft so, dass man immer das haben will, was man nicht hat. Das ist bei den Haaren nicht anders. Menschen mit Locken beschweren sich, dass sie ihre Haare nie in den Griff bekommen, und wünschen sich nichts mehr als glattes, gut zu bändigendes Haar. Menschen mit glatten Haaren hingegen schimpfen, dass jede auch noch so sorgfältig geföhnte Frisur schon nach wenigen Stunden ihre Form verliert. Haare unterscheiden sich also nicht nur in ihrer Farbe, sondern auch in ihrer Dichte und Beschaffenheit. Das liegt daran, dass jeder von uns eine unterschiedliche Haarstruktur hat.

Wie so vieles an uns wird auch die Beschaffenheit oder Farbe der Haare durch unsere Erbanlagen, also die Gene, festgelegt. Aber nicht nur das: Forscher fanden heraus, dass die mögliche Länge der Haare oder auch die Wachstumseigenschaften an den verschiedenen Körperstellen durch die Gene bestimmt werden. Wer langsam wachsende Haare hat, wird das also akzeptieren müssen. Was in den Genen festgelegt ist, ist kaum zu ändern. Wobei bei den Eigenschaften der Haare nicht nur ein Gen verantwortlich ist, sondern meist mehrere. Eine Genvariante zum Beispiel führt dazu, dass manche Männer mehr Haarfollikel am Kinn haben und ihr Bart somit deutlich dichter wachsen kann als bei Männern mit einer anderen Genvariante.

HAARGENAU:

VERERBUNG DER HAARFARBE:

Die Vererbung der Haarfarbe findet dominant-rezessiv statt, zumindest, so wie die Wissenschaft diesen Vorgang bisher verstanden hat. Das bedeutet mehr oder weniger, dass sich entweder das väterliche oder das mütterliche Gen für die Haarfarbe durchsetzt. Tendenziell sind dunklere Farbtöne dominant gegenüber hellen Haarfarben. Deshalb neigen Kinder von Eltern, bei denen ein Teil dunkle und der andere Teil helle Haare hat, eher zu dunklen Haaren. Das ist aber nur eine ganz grobe Orientierung. Denn durch das Mitwirken mehrerer Gene bei der Haarfarbe kann es zu einer überraschenden Vielfalt von Haarfarben in einer Familie kommen.

Um Haare gut beschreiben zu können, hat man sich in der Medizin darauf geeinigt, Haare in vier Kategorien mit jeweils drei Unterkategorien einzuteilen. Versuchen Sie doch einmal anhand der folgenden Abbildung und der Beschreibungen herauszufinden, unter welche Kategorie Sie fallen.

Die verschiedenen Haartypen

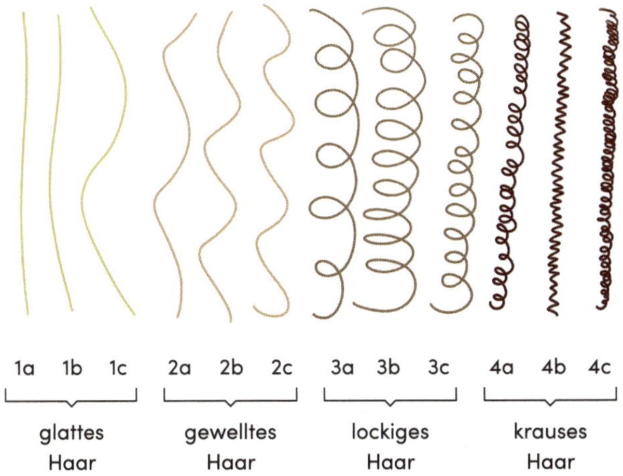

Glattes Haar

Glatte Haare sind dadurch charakterisiert, dass sie sich nicht kräuseln und auch keinerlei Locken aufweisen. Haare vom Typ 1a beispielsweise sind eher weich, fein und schnurgerade. Typ 1b ist sehr ähnlich wie Typ 1a, hat aber etwas mehr Volumen. Etwas rauer hingegen sind die Haare bei Typ 1c, hier können auch vereinzelt maximal zwei Wellen auftreten.

Gewelltes Haar

Gewellte Haare kräuseln sich im Gegensatz zu lockigen Haaren nur leicht. Je nach Untertyp sind wellige Haare fein und leicht gewellt oder eher grob und stärker gekräuselt.

Haare vom Typ 2a haben eher s-förmige, lockere Wellen, und können relativ rau erscheinen. Im Vergleich dazu sind die Haare bei Typ 2b deutlicher und starrer gewellt. Wellige Haare vom Typ 2c sind rau, weisen feste Wellen auf und können auch schon die ein oder andere Locke bilden.

Lockiges Haar

Lockige Haare reichen von großen, breiten bis hin zu kräftigen, engen Locken. Wenn sie nass werden, neigen sie dazu aufzuquellen, liegen aber bei trockenem Wetter relativ flach an der Haut an.

Haare vom Typ 3a weisen oft große, relativ lockere Spirallocken auf. Zu den Spitzen hin werden die Haare etwas welliger und neigen dort manchmal zu Trockenheit. Das kann daran liegen, dass der Talg bei dichten Locken nicht bis zu den Spitzen vordringen und sie vor Wasserverlust schützen kann. Lockige Haare vom Typ 3a bis 3c bezeichnet man auch klassischerweise als Korkenzieherlocken. Während 3a sich in größeren Bögen lockt sind die Locken bei 3c bereits deutlich ausgeprägter. Sie sind über die gesamte Haarlänge gleichmäßig starr und eng. Trockene oder schlecht gepflegte Korkenzieherlocken können an Form verlieren und dann wellig erscheinen.

Krauses Haar

Krause Haare verlaufen oft z-förmig und bilden sehr enge, kleine Korkenzieherlocken. Da die Haare sich eng legen und oft auch miteinander verwickeln, erkennt man meistens kein richtiges Lockenmuster mehr. Stattdessen wirkt es so, als würde das Haar schrumpfen, weil es sich so eng zusammenzieht. Auch der Talg hat es schwer, diesen Haartyp vor Austrocknung zu schützen, weshalb diese Haare häufiger brechen können als beispielsweise glattes Haar. Deshalb ist eine gute und passende Pflege bei krausem Haar besonders wichtig.

Haare vom Typ 4a bilden meistens sehr enge und nah am Kopf anliegende Korkenzieherlocken. Werden diese Haare nass, können sie ein wenig lockiger und offener werden. Sobald sie jedoch trocknen, kräuseln sie sich wieder. Krause Haare vom Typ 4b bilden z-förmige, sehr stark gezackte Locken. Auch bei Nässe bleibt dieser Haartyp sehr dicht zusammen und ist durch die vielen Biegungen der Haare in der Regel sehr brüchig. Die Haare von Typ 4c ähneln dem von 4b, sind aber viel enger gewickelt und haben kein definiertes Lockenmuster. Sie sind ebenfalls sehr bruchanfällig.

Mit dieser Charakterisierung der Haartypen haben Sie es nun geschafft. Die trockene Anatomie und Physiologie der Haare haben wir nun hinter uns. Jetzt geht es in den kommenden Kapiteln zu dem, was Sie vielleicht täglich beschäftigt: kranke Haare und die Fragen nach der richtigen Pflege.

Kapitel 2

HAARPROBLEME UND DEREN THERAPIE

HAARAUSFALL UND SEINE URSACHEN

Der Hautarztbesuch – Hilfe, mir fallen die Haare aus!

Fast täglich melden sich besorgte Patienten bei uns in der Praxis, die unter Haarausfall leiden. Mal klagen sie nur über kleine kahle Stellen an der Kopfhaut, mal berichten sie von Haarausfall am gesamten Körper. Manchmal fallen die Haare fast unbemerkt über einen längeren Zeitraum aus, und ein anderes Mal entstehen innerhalb kurzer Zeit deutlich sichtbare kahle Areale. Es gibt aber auch Patienten, die noch von völlig anderen Symptomen berichten, wie juckender, gereizter Haut oder Schuppen und damit einhergehendem Haarausfall.

So divers die verschiedenen Arten des Haarausfalles sein können, so sind auch die Ursachen. Deshalb gibt es nicht die eine Antwort auf die Frage, *warum habe ich Haarausfall?*

Wie im Kapitel 1 erklärt, gehört es zum Leben eines Haares, dass es irgendwann ausfällt. Haarausfall per se ist also erst einmal nichts Unnormales. Die Frage, die man deshalb zuerst einmal stellen muss, lautet: Wann spricht man von einem krankhaften Haarausfall? Die Mediziner haben sich darauf geeinigt, dass man von »krankhaft« sprechen kann, wenn einem täglich und über den ganzen Kopf verteilt mehr als 100 Haare ausfallen. Das nennen die Ärzte *Effluvium.* Wichtig für diese Charakteristik ist, dass keine kahlen Stellen am Kopf entstehen. Es handelt sich beim Effluvium nämlich um einen diffusen Haarausfall, bei dem die Haarbedeckung lediglich lichter wird. Diese Form des Haarausfalles ist nicht immer sichtbar, wird also auch nicht immer sofort bemerkt. Sobald der Haarverlust so stark ist, dass sichtbare kahle Stellen entstehen, spricht man von einer *Alopezie.* Egal ob diffuser Haarausfall oder kahle Stellen – wer Haare verliert, der sollte zum Hautarzt gehen und die Ursache abklären lassen.

Was wird bei Haarausfall untersucht?

Bei der Abklärung, warum es zu einem Haarausfall kommt, gehen wir Hautärzte immer nach einem gewissen Schema vor, um dem möglichen Grund Stück für Stück auf die Spur zu kommen.

Stellen wir uns nun einmal vor, Sie gehen in eine Hautarztpraxis, weil Sie das Gefühl haben, Ihnen gehen die Haare aus. Zu Beginn der Untersuchung erhebt der Arzt meist Ihre Vorgeschichte und fragt beispielsweise nach der Dauer des Haarausfalles. Wichtig ist auch, ob bestimmte Ereignisse aufgetreten sind, die den Haarausfall begünstigen könnten. Dazu gehören eine Geburt, Infekte, Fieber, neue Medikamente oder Veränderungen in Ihrem Hormonhaushalt.

Dann schaut sich der Hautarzt die Stellen des Haarausfalles und die Kopfhaut genauer an, um mögliche Erkrankungen festzustellen. Dabei achtet er vor allem darauf, ob er gerötete, gereizte und schuppige Kopfhaut wie etwa bei der Schuppenflechte entdeckt. Aber auch eine mögliche Pilzinfektion mit gelblichen, fettigen Schuppen kann der Hautarzt mit einem geübten Blick schnell erkennen.

Mit der Vorgeschichte und einer kurzen körperlichen Untersuchung ist es natürlich oft nicht getan. Um die Ursache für den Haarausfall weiter zu erkunden, kann Ihr Hautarzt auf eine Bandbreite von verschiedenen Untersuchungen zurückgreifen. Dazu gehört neben einer Blutuntersuchung auch ein Abstrich der betroffenen Stellen, der sogenannte Epilationstest, bei dem Ihnen ein paar wenige Haare ausgezupft werden, um sie unter dem Mikroskop zu untersuchen, und das Trichogramm.

HAARGENAU:

DER EPILATIONSTEST UND DAS TRICHOGRAMM

Der Epilationstest (oder auch Zupftest) und das Trichogramm sind zwei wichtige hautärztliche Tests, um den Haarausfall zu klassifizieren.

Beim Epilationstest nimmt sich der Hautarzt eine Haarsträhne und zieht vorsichtig daran. Dabei wird überprüft, ob und wie viele Haare sich schon durch leichten Zug ausreißen lassen. Gesundes Haar würde nur durch kräftiges Reißen zu entfernen sein, was für einen Patienten schmerzhaft wäre.

Der Hautarzt zieht aber nur sanft an den Haaren, sodass sich lediglich geschädigte Haare ausziehen lassen, was nicht schmerzhaft ist. Mit diesem Verfahren kann festgestellt werden, wie stark der Haarausfall ist, und damit ein Hinweis auf mögliche Erkrankungen gegeben werden. Genaue Diagnosen lassen sich damit aber nicht stellen.

Für eine exaktere Untersuchung des Haarausfalles eignet sich ein sogenanntes Trichogramm. Dabei werden mit einer gummierten Klemme 50 bis 100 Haare in einer kleinen Reihe gezogen und ihre Wurzeln unter dem Mikroskop untersucht. Hier kann der geübte Hautarzt erkennen, wie viele Haare sich jeweils in welchem Haarzyklus befinden.

Etwa 80 bis 90 Prozent der Haare befinden sich normalerweise in der Wachstumsphase. Ob sich ein Haar in dieser Phase befindet, erkennt der Hautarzt daran, dass diese Haare meist noch ihre Wurzelscheide haben und am Wurzelende gekrümmt sowie verdickt sind, ähnlich wie ein Golfschläger.

10 bis 20 Prozent der Haare befinden sich in der Ruhe- beziehungsweise Ausfallphase, man erkennt sie an einer geraden Wurzel, die am Ende keulenförmig verdickt ist und meist keine Wurzelscheide mehr hat.

Haare in der Übergangsphase werden im Trichogramm meist nicht beachtet, da sie mit rund ein bis zwei Prozent nur einen sehr geringen Anteil darstellen und für die Diagnose von Haarausfall keine Rolle spielen.

Anhand der Verhältnisse der jeweiligen Wachstumsphasen der Haare kann der Arzt nun feststellen, ob es sich um einen krankhaften Haarausfall handelt. Wenn sich mehr als 30 Prozent der Haare in der Ruhe- beziehungsweise Ausfallphase befinden, spricht das für einen krankhaften Haarausfall.

Haare, die durch bestimmte Reize geschädigt wurden, beispielsweise durch Chemotherapie oder schwere Entzündungen, werden als *dystrophisch* bezeichnet. Unter dem Mikroskop sehen die Haare aus wie ein gespitzter Bleistift. Die schädigenden Reize haben das Haar so stark angegriffen, dass nur noch ein dünner Teil des Haarschaftes übrig bleibt. Beim Epilationstest bricht dystrophes Haar genau hier.

Keine Sorge: Die wenigen Haare, die bei der Untersuchung mittels Trichogramm ausgerissen werden, wachsen wieder ganz normal nach. Normalerweise sieht man auch den »Strich« an ausgerissenen Haaren nicht, da die restlichen Haare ihn abdecken.

Trichogramm und Epilationstest stellen immer Momentaufnahmen der Haargesundheit in den jeweiligen Körperregionen dar. Deshalb eignen sie sich nicht nur für die erste Diagnose eines krankhaften Haarausfalles, sondern auch besonders für die Kontrolle des Therapieerfolges. Aus diesem Grund untersucht der Arzt die Haare nach einigen Monaten erneut, um sicherzugehen, dass die gewählte Therapie auch wirklich hilft.

Um die Ergebnisse nicht zu verfälschen, sollten Sie als Patient einige Tage vor der Untersuchung nichts tun, was Ihre Haare vermehrt ausreißen könnte. Dazu gehört zum Beispiel kräftiges Bürsten oder ausgiebiges Frisieren. Dadurch würden mehr Haare ausgerissen werden, die sich in der Ruhe- beziehungsweise Ausfallphase befinden, und die verbleibenden Haare würden im Trichogramm gesünder erscheinen, als sie eigentlich sind.

Warum kann eine Blutuntersuchung Sinn machen?

Bei Haarausfall mit unklarer Ursache kann am Ende ein Bluttest oft die entscheidenden Hinweise geben. Denn diverse Erkrankungen, die als Begleiterscheinung zu Haarausfall führen können, kann man mit einem Bluttest diagnostizieren.

Standardmäßig untersucht man das Blut auf Entzündungsparameter wie das sogenannte C-reaktive Protein (CRP), das bei erhöhten Werten auf eine Entzündung im Körper hinweisen könnte, die zu Haarverlust führen kann. Auch die Funktion der Schilddrüse wird geprüft, dazu betrachtet man das schilddrüsenstimulierende Hormon (TSH). So kann eine Schilddrüsenüber- oder -unterfunktion festgestellt werden. Die Aktivitäten der Schilddrüse wirken sich auf den ganzen Körper aus, Störungen ihrer Funktion können deshalb auch die Haare schädigen oder ihr Wachstum hemmen. Da in unseren Breiten viele Menschen an Eisenmangel leiden, der zu Haarausfall führen kann, wird auch der Eisenspeicher des Körpers über das Serum-Ferritin im Blut untersucht.

Bei Verdacht auf andere Ursachen können dazu auch Leber- und Nierenwerte oder die Spiegel verschiedener Vitamine und Mineralstoffe im Blut bestimmt werden. Vermutet man eine Autoimmunerkrankung als Ursache für den Haarausfall, können auch spezielle Antikörper bestimmt werden.

Bei Autoimmunerkrankungen kämpft das Immunsystem gegen den eigenen Körper. Er bildet sogenannte Autoantikörper, die körpereigene, gesunde Zellen zerstören.

Warum nimmt der Arzt einen Abstrich?

Sie haben es wahrscheinlich schon häufiger gehört, aber so richtig mag man es sich doch nicht vorstellen: Auf unserer Haut leben unzählige Bakterien, Pilze und Viren, die meisten von ihnen im Einklang mit uns und unserer Gesundheit. Manche von ihnen gehen sogar eine sogenannte Symbiose mit uns ein, von der also auch wir profitieren. Denn unsere Haut bietet ihnen einen Lebensraum, den sie gegen ungewollte, auch für uns schädliche Eindringlinge verteidigen. Diese Gesamtheit von Bakterien, Pilzen, Viren und anderen Mikroorganismen auf und in uns nennt man Mikrobiom. Verschiedene Körperteile haben ihr ganz eigenes Mikrobiom – eines der mittlerweile bekanntesten ist das im Darm. Aber auch die Haut, und damit auch die Kopfhaut, hat ihr Mikrobiom, das von Mensch zu Mensch ganz unterschiedlich aussehen kann. Verändert sich dieses Mikrobiom, kann es zu einer Vielzahl von Haut- und Haarerkrankungen kommen, unter anderem auch zu Haarausfall. Deshalb wird bei einem Hautarztbesuch aufgrund von Haarausfall auch ein Abstrich der Kopfhaut genommen, bei dem die jeweiligen Bakterien und Pilze bestimmt werden können.

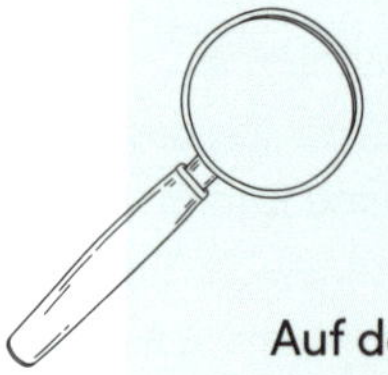

HAARGENAU:

BESONDERHEITEN DER KOPFHAUT

Auf den ersten Blick ähnelt die Kopfhaut, abgesehen von den Haaren, der ganz normalen Haut. Aber wussten Sie, dass kein anderer Hautbereich beim Menschen so stark durchblutet ist? Das gilt für die Haut auf dem gesamten Kopf, nicht nur für den behaarten Teil, und ist auch der Grund dafür, dass Platzwunden am Kopf verhältnismäßig viel und lange bluten. Es ist aber auch der Grund, warum bei genähten Wunden am Kopf die Fäden schon nach rund einer Woche entfernt werden können. Gut durchblutete Haut heilt schneller.

Wenn man mit seiner Hand versucht, die Kopfhaut ein wenig zu verschieben, stellt man schnell fest, dass sie deutlich fester und strammer ist als die restliche Haut. Das liegt daran, dass die Kopfhaut nicht mit Muskelfaszien oder Fettgewebe verbunden ist, sondern über eine straffe, sogenannte Sehnenhaube eng mit dem Schädel verwachsen ist. Die vergleichsweise dicke Kopfhaut legt sich wie ein schützendes Polster eng an unsere Schädelknochen und beschützt mit ihnen zusammen das Gehirn.

Wie wir schon gelernt haben, sind die Haare auf der Kopfhaut auch deutlich dicker als jene an anderen Regionen des Körpers. In der mittleren Hautschicht des Kopfes liegen in der Regel sehr kräftige Haarfollikel, die den Haaren zusätzlichen Halt geben. Durch die sehr gute Durchblutung der Kopfhaut sind die Haare hier meistens auch optimal mit Nährstoffen versorgt.

Zusätzlich weist die Kopfhaut die größte Dichte an Talgdrüsen des gesamten Körpers auf. Bei einer guten Talgproduktion sind sowohl die Haare als auch die Kopfhaut weitgehend vor Austrocknung durch Wasserverlust geschützt. Doch was die Natur hier sinnvoll eingerichtet hat, kann den modernen Menschen in seinem Gefühl für Ästhetik schnell nerven – nämlich wenn zu viel oder zu wenig Talg produziert wird und die Haare als Folge zu schnell fettig oder spröde werden.

Wo ist mein Haar geblieben?

Nun aber zurück zu der Frage, die Betroffene am meisten beschäftigt: Warum kommt es zu Haarausfall? Eine pauschale Antwort auf diese Frage gibt es nicht, denn Haarausfall kann ganz unterschiedliche Gründe haben. Es gibt genetische, autoimmunbedingte, stressbedingte, medikamenten- oder krankheitsbedingte, infektionsbedingte sowie hormonelle und ernährungsbedingte Ursachen.

So ist ein wichtiger Grund, an den man häufig gar nicht denkt, die Mangelernährung. Dabei ist das ziemlich logisch, denn bei Nährstoffmangel muss der Körper die wenigen vorhandenen Nährstoffe klug rationieren, um möglichst lange überleben zu können. Deshalb entscheidet er, dass die überlebenswichtigen Organe wie das Gehirn oder das Herz weiterhin möglichst viele davon abbekommen. Die Haut und insbesondere die Haare gehören jedoch zu den nicht so lebenswichtigen Bestandteilen des Körpers. Sie stehen bei der Verteilung damit hinten an. Dementsprechend macht sich ein Nährstoffmangel schnell an ihnen bemerkbar. Da die Haare für ihr Wachstum auf viele, ziemlich energieaufwendige Zellteilungen angewiesen sind, fallen sie bei einer Mangelernährung vermehrt aus. Das gilt übrigens auch für Fastenkuren! Nicht wenige bemerken etwa nach längerem Heilfasten einen diffusen Haarausfall. Die Haare wachsen allerdings nach, sobald wieder normal gegessen wird.

Der häufigste Nährstoffmangel in der westlichen Welt ist, wie oben schon angesprochen, der Eisenmangel. Dieser kann unterschiedliche Formen von Haarausfall begünstigen. Daneben kann er auch zu Konzentrationsstörungen, Müdigkeit und einer gewissen Blutarmut führen. Die Symptome entstehen meist schleichend, sodass ein Eisenmangel von Betroffenen häufig erst spät bemerkt wird. In Kapitel 4 werden wir noch ausführlich auf die richtige Ernährung und wichtige Nährstoffe für gesunde Haare eingehen.

Manchmal ergibt die Suche nach dem Grund des Haarausfalles auch, dass er genetisch veranlagt ist. Das Erbgut, das bekanntlich bestimmt, welche Augen- und Haarfarbe wir haben, wie krumm die Nase und ob unser Gesicht lang oder rund ist, kann auch dafür verantwortlich sein, dass wir Haarausfall bekommen.

Genetisch bedingter Haarausfall

Beim Mann

Etwa 80 Prozent der Männer und fast 50 Prozent der Frauen sind von einem leichten bis schweren genetisch bedingten Haarausfall betroffen. In Deutschland sind das also etwa 32 Millionen Männer und 20 Millionen Frauen. Das zeigt, dass der erblich bedingte Haarausfall beim Mann deutlich häufiger und meistens auch schwerer in Erscheinung tritt als bei der Frau.

Das hat verschiedene Ursachen, aber eine davon ist der unterschiedliche Hormonhaushalt von Frauen und Männern. Der genetisch bedingte Haarausfall wird nämlich auch als *androgenetische Alopezie* bezeichnet: *Androgene* ist der Überbegriff für die männlichen Geschlechtshormone, wobei Testosteron das wichtigste ist.

Auch wenn die genauen Gründe für erblichen Haarausfall noch nicht abschließend geklärt sind, konnte dennoch ein starker Zusammenhang zwischen Testosteron und Haarausfall nachgewiesen werden. Ursächlich ist hier eine besondere Form des Testosterons: das Hormon *Dihydrotestosteron* (*DHT*). Es wird mithilfe eines Enzyms aus normalem Testosteron gebildet.

Die Bildung von Dihydrotestosteron ist grundsätzlich nichts Schädliches, ganz im Gegenteil, denn es erfüllt verschiedene wichtige Funktionen im Körper. Ähnlich wie Testosteron beeinflusst es als Geschlechtshormon die Ausformung der männlichen Geschlechtsmerkmale oder bei beiden Geschlechtern das Wachstum von Muskeln und die Bildung von Knochen.

Das Dihydrotestosteron befindet sich in verschiedenen Zellen des Körpers – im Gehirn, in Muskeln, in vielen inneren Organen, in der weiblichen Brustdrüse, den Eierstöcken oder beim Mann in der Prostata und den Hoden – und ist grundsätzlich nicht schädlich für uns. Auch erhöhte Spiegel davon führen nicht zwangsweise zu Haarausfall. Warum steht es aber dennoch in einem Zusammenhang mit Glatzenbildung? Hier kommt die Genetik ins Spiel, denn nicht die Konzentration von Dihydrotestosteron, sondern die Empfindlichkeit der Zellen in der Haarwurzel gegenüber dem Hormon ist für den Haarausfall verantwortlich. Und genau diese Empfindlichkeit wird vom Erbgut beeinflusst. Die Vererbung der Gene für androgenetische Alopezie ist variabel. Kinder von Eltern mit erblichem Haarausfall müssen deshalb nicht auch zwingend eine Glatze entwickeln.

Das Dihydrotestosteron führt zu einer zunehmenden Verkleinerung des Haarfollikels. Außerdem verkürzt sich die Wachstumsphase, also die Anagenphase, wohingegen sich die Ruhephase, also das Telogen, tendenziell verlängert. Die wachsenden Haare werden somit nicht nur dünner, sondern auch kürzer. Je länger die Ruhephase ist, desto kürzer werden die Haare und desto wahr-

Fortschreiten des erblich bedingten Haarausfalls beim Mann (nach Hamilton/Norwood)

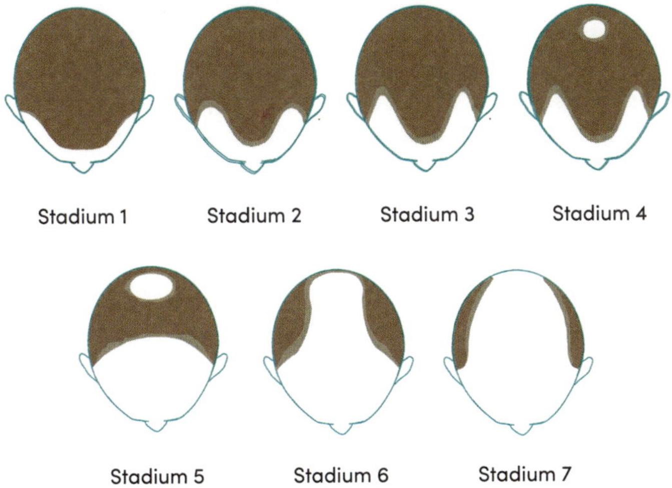

scheinlicher ist es, dass sie spontan oder auch nur bei kleinsten Reizen ausfallen. Wäscht man sich also kräftig die Haare oder kämmt sie etwas fester, fallen deutlich mehr Haare aus als gewöhnlich. Sind die Zellen besonders empfindlich für dieses Hormon, passiert das eben Beschriebene besonders schnell und häufig: Extremer Haarausfall ist die Folge.

Im Endstadium der androgenetischen Alopezie hat sich die Wachstumsphase so weit verkürzt, dass die Haare kaum noch durch die Kopfhaut wachsen können, die betroffenen Stellen erscheinen kahl. Die Haarfollikel sterben bei erblich bedingtem Haarausfall also nicht ab, sondern sind nur nicht mehr in der Lage, lange, gesunde Haare zu produzieren.

Beim Mann äußert sich die androgenetische Alopezie meist durch die sogenannte M-Form. Das Haar wird erst an Stirn und Schläfen dünner, woraufhin dann meist die klassischen Geheimratsecken folgen. Wenn dann noch eine Stirnglatze folgt, haben die Haare eine M-Form gebildet. Später werden auch die Haare am Hinterkopf dünner, und es bildet sich eine sogenannte Tonsur. Die kahlen Stellen werden immer größer, bis nur noch ein Haarkranz am Hinterkopf und an den Schläfen übrig ist.

Der Haarverlust muss nicht immer bis zu einem Haarkranz führen. Bei jedem Mann ist der erblich bedingte Haarverlust anders ausgeprägt. Manche können schon mit Anfang 20 fast ihr gesamtes Haar verlieren, andere hingegen haben auch im hohen Alter kaum sichtbaren Haarverlust.

Bei der medikamentösen Therapie des erblichen, hormonellen Haarausfalles beim Mann ist *Finasterid* Mittel der Wahl. Studien zeigen, dass es bei 80 bis 90 Prozent der Behandelten den Haarverlust stoppen und bei 50 Prozent der Männer sogar zu sichtbaren Haaren führen kann.

Finasterid wirkt, indem es das Enzym hemmt, das Testosteron in Dihydrotestosteron umwandelt. Dadurch können die Haare wieder ungestört ihr Wachstum aufnehmen. Jedoch ist bei der Therapie Geduld gefragt, denn erste sichtbare Ergebnisse zeigen sich meistens erst nach etwa sechs Monaten.

Was nicht verschwiegen werden darf: Finasterid greift in den männlichen Hormonhaushalt ein und kann deshalb auch eine große Bandbreite an Nebenwirkungen haben. Dazu zählen ein möglicher Libidoverlust (vermindertes sexuelles Verlangen), sogenannte Männerbrüste oder auch eine mögliche vorübergehende Impotenz.

Um diese Nebenwirkungen zu vermeiden, ist die richtige Dosierung von Finasterid besonders wichtig. Deshalb sollte es nur nach der genauen Anweisung des Arztes eingenommen werden. Und hier noch ein besonderer Tipp: Seit Kurzem gibt es den Wirkstoff auch als Haarspray – damit ist die Wirkung lokal, und die Nebenwirkungen fallen geringer aus. Es ist jedoch, wie das Medikament in Tablettenform, verschreibungspflichtig.

Neben Finasterid kann auch *Minoxidil* helfen, den genetisch bedingten Haarausfall zu verlangsamen. Minoxidil wird als Lösung oder Schaum mit einer Konzentration von zwei bis fünf Prozent auf die Kopfhaut aufgetragen und einmassiert. In Studien konnte Minoxidil den Haarausfall bei einem Gutteil der Behandelten stoppen und führte bei vielen zu dichterem Haar. Die Wirkung zeigt sich besonders stark an kahlen Stellen, jedoch ist Geduld gefragt. Die Wirkung von Minoxidil tritt erst nach einigen Monaten Anwendung ein.

Vermutlich wirkt das Medikament, indem es die Durchblutung in den behandelten Hautbereichen verbessert. Dadurch erhalten insbesondere die Haarfollikel mehr Nährstoffe, wodurch die Haare besser und gesünder nachwachsen können. Interessant ist, dass dieses Medikament ursprünglich gegen Herzschwäche entwickelt wurde, dann zeigte sich, dass es auch an Haarfollikeln positive Wirkungen erzielt. Seine Wirkung hält nur bei stetiger Therapie an. Bricht man die Therapie ab, fallen die Haare nach kurzer Zeit wieder aus.

Wie jedes Medikament hat auch Minoxidil verschiedene Nebenwirkungen. Insbesondere zu Beginn der Behandlung kommt es bei den meisten Menschen zu einem paradoxen, verstärkten Haarausfall. Das liegt in der Regel daran, dass geschwächte Haare, die bisher noch nicht ausgefallen sind, erst noch ausfallen müssen, bevor neue, gesündere Haare nachwachsen können. Also keine Sorge: Die Haare, die zu Beginn der Behandlung ausfallen, wachsen im Normalfall schon bald deutlich gesünder nach. Weitere Nebenwirkungen sind beispielsweise eine Kontaktallergie, Rötungen der Kopfhaut oder auch die Bildung von Schuppen. Obwohl Minoxidil in geringen Konzentrationen frei in der Apotheke gekauft werden kann, sollte es in jedem Fall nur nach ärztlicher Anweisung genutzt werden. So können die Nebenwirkungen möglichst gering gehalten und Hautreizungen verhindert werden. Wichtig bei der Behandlung mit Minoxidil ist außerdem, dass es mindestens zwei Stunden vor dem Zubettgehen aufgetragen wird. Ansonsten könnte es sein, dass das Medikament am Kopfkissen hängen bleibt und die Kopfhaut über Nacht übermäßig reizt.

Wenn eine medikamentöse Therapie nicht ausreichend hilft, ist eine Haartransplantation oft eine wirksame Behandlung. Dazu wird Eigenhaar von behaarten Körperarealen entnommen und an die kahlen Stellen verpflanzt. Dazu nutzt man möglichst Haare von der Kopfhaut. Deutlich seltener werden Augenbrauen, Haare aus dem Schambereich oder Barthaare für die Transplantation genutzt, da die Haarstruktur sich von der auf der restlichen Kopfhaut unterscheidet. Es entstehen kleine Narben an den Stellen, wo Haare entnommen wurden. Das ist aber in der Regel nicht weiter schlimm, weil die kleinen Narben meist von den umliegenden Haaren gut verdeckt werden.

Eine Haartransplantation sollte nur von ausgebildeten Spezialisten und nach einer intensiven Beratung durchgeführt werden.

HAARGENAU:

HAARTRANSPLANTATION

Die Haartransplantation erfreut sich besonders bei Männern mit erblich bedingtem Haarausfall immer größerer Beliebtheit. Doch wie genau funktioniert dieses Verfahren, und bringt es wirklich den erhofften Erfolg?

Im Gegensatz zu den meisten anderen Transplantationen werden hier die körpereigenen Haare von dicht behaarten Stellen auf andere, kahlere Stellen transplantiert. Die Transplantation der körpereigenen Haare hat den großen Vorteil, dass der Körper sie nicht als fremd bewertet und sich daher in der Regel nicht dagegen wehrt.

Das heute hauptsächlich verwendete Verfahren ist die sogenannte Follikeleinheiten-Transplantation. Dabei wird aus der dichten Haarkranzregion ein dünner Hautstreifen mit mehreren Tausend Haarfollikeln entnommen. Die Follikel werden dann in Einheiten von einem bis zu vier Haarfollikeln in das kahle Gebiet transplantiert. Dazu werden die Follikeleinheiten, wie kleine Bäumchen, in passende Löcher im haarlosen Gebiet transplantiert.

Nach drei bis vier Wochen fallen die transplantierten Haare kurzzeitig aus. Doch kein Grund zur Sorge, das ist völlig normal. Denn nach wiederum drei bis vier Monaten beginnen die Follikel dauerhaft neues Haar zu produzieren.

Zwar kann mit einer Haartransplantation an vorher kahlen Stellen nie die volle Dichte erreicht werden, sie ist jedoch eine der erfolgreichsten Behandlungsmöglichkeiten.

Eine Haartransplantation sollte immer gründlich im Voraus geplant und nur in speziellen Zentren durchgeführt werden.

EXKURS: BARTOLOGIE

WARUM DER BART WÄCHST WÄHREND DIE KOPFHAARE AUSFALLEN

Der Bart ist ein charakteristisches Merkmal des männlichen Gesichtes. Sein Wachstum wird hauptsächlich durch männliche Hormone, insbesondere Testosteron, gesteuert. Während der Pubertät steigt der Testosteronspiegel an und führt zu einer vermehrten Produktion von Haaren im Bereich der Wangen, des Kinnes, der Oberlippen und des Halses. Die Fähigkeit, einen dichten Bart zu entwickeln, ist weitgehend genetisch bedingt. Wie alle Haare durchlaufen auch Bart- und Kopfhaare einen natürlichen Haarzyklus, der aus Wachstums- (Anagen), Übergangs- (Katagen) und Ruhephasen (Telogen) besteht. Die Haare am Kopf haben längere Wachstumsphasen, während die Bart- und Körperhaare in der Regel kürzere Wachstumsphasen aufweisen. Dies erklärt, warum Kopfhaare länger werden können, während Bart- und Körperhaare relativ kurz bleiben.

Dafür bleiben die Barthaare nach der Pubertät ein Leben lang erhalten, während die Kopfbehaarung bei vielen Männern im Laufe des Lebens abnimmt. Warum der Bart weiter wächst, während die Kopfhaare ausfallen, ist noch nicht vollständig geklärt, aber es wird vermutet, dass die Rezeptoren in den Haarfollikeln im Bartbereich anders auf Dihydrotestosteron reagieren als diejenigen auf der Kopfhaut.

Die häufigsten Fragen beim Thema »Bart & Bartpflege«:

Wie lasse ich meinen Bart schneller oder dichter wachsen?

Das Bartwachstum wird durch genetische Faktoren und Hormone, insbesondere das männliche Sexualhormon Testosteron, beeinflusst. Es gibt keine spezifischen Methoden, um das Bartwachstum zu beschleunigen. Im Internet und auf Social Media gibt es immer wieder Beiträge, die dazu raten, kahle oder weniger behaarte Areale gezielt mit einer scharfen Klinge mehrfach täglich zu rasieren. Dadurch würden die Haare schneller und dichter wachsen. Schön wär's! Das sind leider nur leere Versprechungen. Eine gesunde Ernährung mit ausreichender Zufuhr von Proteinen, Vitaminen (insbesondere Vitamin A, B, C und E), Mineralstoffen (wie Zink und Eisen) und Omega-3-Fettsäuren unterstützt die Gesundheit der Haarfollikel und kann das Bartwachstum positiv beeinflussen. Eine gute Durchblutung der Gesichtshaut durch regelmäßige Bewegung und Massagen kann ebenfalls förderlich sein. Darüber hinaus können ausreichend Schlaf, regelmäßige Bewegung und Stressmanagement dazu beitragen, die allgemeine Gesundheit und den Haarwuchs zu fördern.

Ich habe erst seit Kurzem einen Bart, was muss ich wissen?

Um den Bart gesund zu halten, ist es wichtig, ihn regelmäßig zu waschen und zu pflegen. Die Verwendung eines milden Bartshampoos und Conditioners hilft, Schmutz, überschüssiges Öl und abgestorbene Hautzellen zu entfernen. Eine sanfte Bartbürste oder ein Bartkamm können verwendet werden, um den Bart zu entwirren und in Form zu bringen. Zusätzlich ist die Anwendung von Bartöl oder Bartbalsam empfehlenswert, um dem Bart Feuchtigkeit zu spenden und ihn geschmeidig zu halten.

Wofür ist Bartöl gut, und wie verwendet man es?

Bartöl ist eine Pflegebehandlung, die speziell für den Bart entwickelt wurde. Es enthält natürliche Öle wie Jojobaöl, Arganöl oder Mandelöl, die Feuchtigkeit spenden, den Bart geschmeidig machen und Hautirritationen reduzieren können. Tragen Sie einige Tropfen Bartöl auf die Handflächen auf, und massieren Sie es sanft in den Bart und die darunterliegende Haut ein. Dies hilft, Trockenheit zu bekämpfen und den Bart gesund aussehen zu lassen.

Was tun, wenn mein Bart immer juckt?

Juckreiz im Bart kann durch verschiedene Faktoren wie trockene Haut, Hautreizungen, Bartläuse oder Pilzinfektionen verursacht werden. Um Juckreiz zu lindern, waschen Sie den Bart regelmäßig mit einem milden Bartshampoo. Vermeiden Sie heißes Wasser, und reiben Sie den Bart nicht zu stark ab. Achten Sie darauf, dass die Haut unter dem Bart trocken ist und sich keine Feuchtigkeit ansammelt. Dies begünstigt die Hefepilzbesiedlung, die wieder Juckreiz triggert. Die Anwendung von beruhigenden Bartpflegeprodukten wie Bartöl oder einer feuchtigkeitsspendenden Bartlotion kann helfen, die Haut zu beruhigen und Juckreiz zu reduzieren.

Ich habe Schuppen im Bartbereich, was jetzt?

Bartschuppen können durch verschiedene Faktoren wie trockene Haut, übermäßige Talgproduktion oder eine Pilzinfektion verursacht werden. Häufig handelt es sich um ein seborrhoisches Ekzem, ausgelöst durch eine vermehrte Besiedlung durch den Hefepilz Malassezia.

Wirkstoffe wie etwa Ketoconazol, Clotrimazol oder Ciclopirox helfen als Zusätze in Shampoos bei der Behandlung und können auch prophylaktisch für die Bartwäsche verwendet werden.

Neben dem seborrhoischen Ekzem kann aber auch eine Schuppenflechte oder eine Kontaktdermatitis ursächlich für die Schuppenbildung sein. Extrem selten ist auch eine trockene Haut verantwortlich für die Bildung kleiner feiner Schüppchen. In diesem Fall sind rückfettende und feuchtigkeitsspendende Pflegeprodukte geeignet.

Genetisch bedingter Haarausfall bei der Frau

Obwohl Frauen deutlich weniger Testosteron haben als Männer, können auch sie von genetischem Haarausfall betroffen sein. Fast jede zweite Frau leidet an dieser Form von Haarausfall. Im Vergleich zu Männern sind hier aber eher ältere Frauen betroffen.

Genetisch bedingter Haarausfall bei Frauen zeigt sich auch anders als bei Männern. Hier sind insbesondere die Stirn, der Scheitel und der Oberkopf betroffen – weniger die Schläfen und der Hinterkopf.

Um den Schweregrad des Haarausfalles bei Frauen zu klassifizieren, gibt es das Ludwig-Schema. Es teilt den Haarausfall in drei verschiedene Stadien ein.

Im ersten Stadium werden die Haare in der Scheitelregion langsam dünner. Der Haarausfall ist noch nicht unbedingt sichtbar und meist von den umliegenden Haaren verdeckt.

Im zweiten Stadium zeigt sich hingegen ein merklich verbreiteter, kahl werdender Scheitel. Meist findet sich jedoch noch eine dünne Haarlinie an der Stirn.

Im dritten Stadium ist der Haarausfall am Oberkopf schon deutlich fortgeschritten. Auch die dünne Haarlinie an der Stirn kann schon ausgefallen sein.

Fortschreiten des genetischen Haarausfalles bei der Frau (Einteilung nach Ludwig)

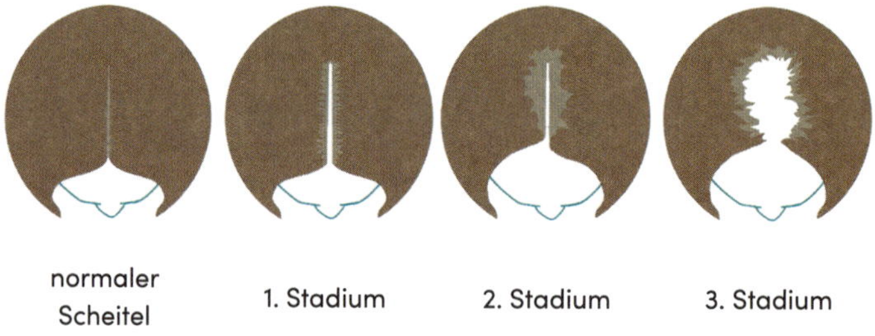

Die Ursache für das Ausfallen der Haare ist hier in der Regel wie bei den Männern ein erhöhter Spiegel des Geschlechtshormons Testosteron. Der dadurch ebenfalls erhöhte Spiegel von Dihydrotestosteron führt bei Frauen mit der entsprechenden genetischen Veranlagung zur Verkleinerung des Haarfollikels und zur Verkürzung der Wachstumsphase, wodurch die Haare ausfallen beziehungsweise wie bei den Männern an manchen Stellen nicht mehr durch die Kopfhaut kommen. Gleichzeitig führt der höhere Testosteronspiegel zur vermehrten Behaarung an anderen Körperstellen. Manche Frauen entwickeln deshalb neben der androgenetischen Alopezie auch eine verstärkte Behaarung an Körperarealen, die eher für Männer normal wären. Dazu gehört beispielsweise eine Behaarung am Bauchnabel, um die Brustwarzen, am Kinn oder an der Oberlippe. Beides verursacht bei den betroffenen Frauen in der Regel großes Leid.

Die vermehrte Behaarung von Frauen an Körperbereichen, die für Männer typisch sind, wird auch als *Hirsutismus* bezeichnet. Die Ursachen dafür können beispielsweise hormonelle Erkrankungen sein. Es steckt aber nicht in jedem Fall eine Grunderkrankung dahinter.

Frauen werden anders als Männer behandelt, bei ihnen steht zur medikamentösen Therapie nur das Mittel Minoxidil zur Verfügung, das wie bei den Männern auf die Kopfhaut aufgetragen und einmassiert wird.

Gegen Haarausfall gibt es neben Minoxidil und Finasterid (nur für Männer) noch Vitaminpräparate oder andere Substanzen, denen eine Anregung des Haarwachstums nachgesagt wird.

So wird Koffein in vielen angeblich das Haarwachstum fördernden Shampoos und Pflegeprodukten verwendet. Studien haben bisher belegen können, dass Koffein den Haarfollikel zumindest erreicht und sich dort ansammeln kann. Jedoch ist das noch nicht gleichzusetzen mit einer erfolgreichen Behandlung von Haarausfall.

Ähnliches gilt für Zusätze von Vitaminen wie Vitamin D, H oder B-Vitaminen. Ein Mangel an diesen Vitaminen führt in vielen Fällen zu einem diffusen Haarausfall, weshalb eine Therapie mit den entsprechenden Vitaminen eventuell Erfolg versprechend sein kann. Mehr zu den verschiedenen Vitaminen und welche Ernährung für gesündere Haare sorgen kann, erfahren Sie im vierten Kapitel.

HAARGENAU:

EIGENBLUTTHERAPIE UND LASERTHERAPIE

Weitere Alternativen oder zusätzliche Behandlungsmethoden zur medikamentösen Therapie können die Eigenbluttherapie mit plättchenreichem Plasma (PRP) und die Low-Level-Lasertherapie sein.

Bei der PRP-Therapie wird dem Patienten eine kleine Menge Blut entnommen. Dieses wird dann in eine Zentrifuge gegeben, um das plättchenreiche Plasma zu isolieren. Das Plasma enthält eine hohe Konzentration an Wachstumsfaktoren und anderen natürlichen Bestandteilen, die die Haarfollikel stimulieren können.

Anschließend wird das plättchenreiche Plasma in die Kopfhaut oberflächlich injiziert oder nach einem Microneedling auf die betroffenen Stellen aufgetragen. Die Wachstumsfaktoren sollen das Haarwachstum anregen und die Gesundheit der Haarfollikel verbessern. Die PRP-Therapie wird in der Regel in mehreren Sitzungen durchgeführt, die Studienlage ist jedoch durchwachsen. So kann es zu einer Besserung kommen, allerdings ist die Erfolgschance sehr individuell.

Die Low-Level-Lasertherapie, auch bekannt als LLLT (Low-Level-Light-Therapie) oder Laser-Haartherapie, verwendet schwache Laserstrahlen, um das Haarwachstum zu stimulieren. Die Laserstrahlen werden auf die Kopfhaut gerichtet, wo sie von den Haarfollikeln absorbiert werden. Dies soll den Stoffwechsel der Haarfollikel anregen und die Durchblutung der Kopfhaut verbessern, wodurch die Haarfollikel gestärkt und das Haarwachstum gefördert werden soll. Die Low-Level-Lasertherapie kann mit speziellen Lasergeräten in spezialisierten Haarkliniken durchgeführt werden.

Hormonell bedingter Haarausfall

Eine weitere mögliche Ursache für Haarausfall ist ein Hormonungleichgewicht. Im Gegensatz zum genetisch bedingten Haarausfall, bei dem ja auch Hormone eine Rolle spielen, sind es hier vor allem Hormonschwankungen, die zum Ausfallen von Haaren bei Frauen führen. Insbesondere Umstellungen der normalen Hormonspiegel, wie sie beispielsweise nach der Schwangerschaft oder nach dem Absetzen von hormonellen Verhütungsmitteln auftreten, sind hier hervorzuheben.

Aber auch in den Wechseljahren kann es bei Frauen zu einem hormonbedingten Haarausfall kommen. Im Klimakterium kommt es bei vielen Frauen zu einem Rückgang des Hormons Östrogen. Dieser Hormonmangel kann dazu führen, dass die Haarfollikel empfindlicher auf männliche Hormone wie Testosteron reagieren. Dadurch können die Haare dünner werden, ausfallen oder schneller brechen. Zudem kann sich die Dauer der Wachstumsphase verkürzen, was ebenfalls zu einem vermehrten Haarausfall führen kann. Hier spielt jedoch auch wieder die oben beschriebene genetische Veranlagung eine Rolle. Nicht alle Frauen bekommen in den Wechseljahren dünneres Haar.

HAARGENAU:

HAARE UND SCHWANGERSCHAFT

Der Hormonhaushalt in der Schwangerschaft hat folgende Ziele: eine frühzeitige Entbindung verhindern und die Mutter auf die Stillzeit vorbereiten, indem sich die Brustdrüsen vergrößern und die Milchproduktion vorbereitet wird. Dazu steigen besonders die Hormonspiegel von Östrogen und Progesteron an.

Viele Frauen freuen sich in der Schwangerschaft dank diesen Hormonen über gesundes, glänzendes und weniger fettiges Haar. Denn Östrogen und Progesteron regen das Haarwachstum an, und besonders Östrogen wirkt als eine Art Gegenspieler zum Testosteron. Die so verminderten Wirkungen des Testosterons sorgen beispielsweise dafür, dass die Talgdrüsen weniger Talg produzieren und die Haare deshalb langsamer fettig werden.

Die wenigsten Frauen klagen während der Schwangerschaft über Haarprobleme. Doch leider halten diese vielen positiven Effekte nicht für immer an. Nach der Entbindung verändern sich die Hormonspiegel wieder drastisch.

Ist das Kind geboren, besteht für den Körper keine Notwendigkeit mehr für ähnlich hohe Östrogen- und Progesteronspiegel wie in der Schwangerschaft. Deshalb sinken die Hormonkonzentrationen einige Wochen nach der Entbindung langsam wieder auf ihr ursprüngliches Level ab. Es entsteht also ein relativer Hormonmangel: Der Körper hat sich während der Schwangerschaft an erhöhte Hormonspiegel gewöhnt und braucht nun eine gewisse Zeit, um sich wieder auf die ursprünglichen Spiegel einzustellen. Viele Frauen reagieren auf den Abfall der beiden Hormonspiegel mit diffusem Haarausfall und anderen Haarproblemen. Diese Übergangsphase kann von wenigen Wochen bis hin zu einem halben Jahr andauern. Zusätzlich zu dem relativen Hormonmangel benötigt eine stillende Mutter selbstverständlich auch mehr Nährstoffe, wodurch weniger für das Haarwachstum übrig sind.

Doch keine Sorge: Diese ganzen schlechten Auswirkungen auf die Haare sind nur vorübergehend. Sobald sich der Körper wieder an die ursprünglichen Hormonspiegel gewöhnt hat, pendelt sich auch das Haarwachstum wieder auf das vorgeburtliche Niveau ein.

Die Wirkungen der Hormone auf die Haare lassen sich auch bei hormonellen Verhütungsmethoden beobachten. Denn die klassischen Antibabypillen enthalten entweder Östrogen, Progesteron oder beide Hormone zusammen. Deshalb berichten manche Frauen von gesünderen Haaren, während sie die Pille einnehmen. Bei plötzlichem Absetzen der Pille kann es dann zu ähnlichem Haarausfall wie nach der Geburt kommen.

Autoimmunbedingter Haarausfall

Verfehlte Verteidigung

Kommen wir zu einer weiteren Ursache von Haarausfall, die besonders bei jüngeren Menschen unter 30 Jahren gefürchtet ist: der autoimmunbedingte Haarausfall. Etwa zwei Prozent aller Menschen sind in ihrem Leben davon betroffen, also etwa eine von 50 Personen. Etwa 66 Prozent der Betroffenen sind unter 30 Jahre alt. Meist treten erste Symptome ab dem 25. Lebensjahr auf. Aber auch Kinder und ältere Menschen können betroffen sein.

Das tückische an dieser Form des Haarausfalles: Die Haare werden vom eigenen Immunsystem angegriffen. Eine solche Erkrankung nennt man Autoimmunerkrankung. Dabei greift das Immunsystem fälschlicherweise Bestandteile des eigenen Körpers an. Es hält diese für körperfremd und glaubt, sie bekämpfen zu müssen. Beim autoimmunbedingten Haarausfall richtet sich das Immunsystem gegen einzelne Zellen der eigenen Haarwurzel.

Das Immunsystem ist wie ein hochkomplexes Verteidigungssystem, das unseren Körper effektiv vor den meisten Schädlingen in der Umwelt schützt. Falls ein Erreger es in den Körper schafft, organisiert das Immunsystem eine Verteidigungsreaktion, mit der dieser meist schnell und erfolgreich abgetötet werden kann. Diese Immunantwort muss genauestens gesteuert werden, damit nur fremde oder bereits infizierte Zellen angegriffen werden. Die typischen »Nebenwirkungen« einer Immunreaktion lassen sich gut bei einer klassischen Grippe beobachten: Fieber, Abgeschlagenheit und Erschöpfung werden nämlich eigentlich nicht vom Erreger ausgelöst, sondern lassen auf die Arbeit des Immunsystems schließen. Doch wie kann es nun dazu kommen, dass unser sonst so streng reguliertes Immunsystem sich plötzlich gegen den eigenen Körper wendet und die Haare angreift?

In der Forschung gibt es dafür einige Theorien: Die wohl wichtigsten sind erbliche Faktoren und sogenannte Triggerfaktoren. Die genauen erblichen Faktoren sind noch nicht ausreichend erforscht, aber man schließt auf eine gewisse erbliche Veranlagung für autoimmunbedingten Haarausfall, weil er in manchen Familien besonders häufig auftritt.

Die Auslöser für diese Fehlregulationen des Immunsystems sind sogenannte Triggerfaktoren, die einen gewissen Stress für den Körper und das Immunsystem bedeuten. Dazu gehören beispielsweise Infektionen durch Viren, wie bei einer normalen Grippe. Aber auch psychischer Stress kann nachweislich bei manchen Personen Haarausfall auslösen. Im Allgemeinen spielt Stress bei vielen Formen von Haarausfall eine wichtige Rolle. Genaueres dazu besprechen wir im Kapitel über stressbedingten Haarausfall.

Natürlich löst aber nicht jede anstrengende Lebensphase oder jede Infektion einen Haarausfall aus. Zur Entstehung eines autoimmunbedingten Haarausfalles gehören eine Vielzahl von Faktoren, die noch immer nicht ganz verstanden sind.

Fakt ist: Wenn ausreichend viele Faktoren zusammengekommen sind, ist das offensichtlich zu viel für das Immunsystem, und es führt seine Arbeit nicht mehr korrekt aus, sondern kann plötzlich zum Beispiel Zellen der Haarfollikel als Feinde wahrnehmen und sie bekämpfen. Das führt innerhalb von kurzer Zeit zu einem Ausfall der betroffenen Haare. Wichtig hierbei: Das Immunsystem zerstört dabei die Haarfollikel nicht, sondern führt nur zum Ausfallen der vorhandenen Haare und verhindert die Bildung von neuen. Eine Form des autoimmunbedingten Haarausfalles ist der kreisrunde Hausausfall, den wir uns nun genauer anschauen wollen.

Kreisrunder Haarausfall

Der Name ist beim kreisrunden Haarausfall Programm. Er ist die häufigste Form des autoimmunbedingten Haarausfalles und wird auch *Alopecia areata* genannt. Die entstehenden kahlen Stellen haben meist eine kreisförmige oder ovale Form. Oft entwickeln sich zu Beginn innerhalb von kurzer Zeit ein bis zwei kleine, bis zu zwei Zentimeter große haarlose Flecken. Die Alopecia areata ist die Form von Haarausfall, an der auch die Frau des Schauspielers Will Smith leidet.

In schweren Fällen kann sogar die komplette Kopfbehaarung betroffen sein, dann spricht man von einer *Alopecia areata totalis* (totalis steht im Lateinischen für »gesamt«).

Der Verlauf von kreisrundem Haarausfall ist leider auch für Mediziner vollkommen unvorhersehbar. Der Haarausfall kann über Monate und Jahre weiter fortschreiten oder sich innerhalb von wenigen Wochen oder Monaten komplett zurückbilden. Grob kann man sagen: Innerhalb der ersten sechs Monate wachsen bei etwa 30 Prozent der Betroffenen die Haare wieder nach. Im ersten Jahr sind es 50 Prozent und nach fünf Jahren bis zu 75 Prozent. Wenn die Haare nachwachsen, dann bilden sich meist zuerst unpigmentierte, also weiße oder graue Haare. Erst nach einiger Zeit nehmen die nachgewachsenen Haare wieder die ursprüngliche Farbe an. Etwa 25 bis 30 Prozent der Betroffenen erleiden jedoch einen dauerhaften Haarverlust.

Wie eigentlich immer bei Haarverlust ist die Alopecia areata nicht nur eine körperliche Erkrankung, sondern kann für die Betroffenen auch eine schwere psychische Belastung darstellen. Insbesondere junge Patienten leiden unter einem plötzlich auftretenden Haarausfall schwer. Nicht selten entwickeln Betroffene sogar eine Depression oder andere psychische Erkrankungen.

Glücklicherweise gibt es heutzutage einige Therapien, die den kreisrunden Haarausfall stoppen und in vielen Fällen sogar neues Haarwachstum fördern können. Dabei gilt: Je milder die Symptome sind und je kürzer die Krankheitsdauer ist, desto besser wirkt die Therapie.

Wir Mediziner sagen: Die Behandlung lässt sich in eine externe und eine interne Therapie aufteilen. Extern, wie Sie sich vermutlich schon denken, bedeutet, dass die Medikamente von außen auf die Haut der betroffenen Stellen aufgetragen werden. Diese Therapieform wird hauptsächlich bei schwachen oder milden Formen des kreisrunden Haarausfalles angewandt. Zu den genutzten Medikamenten gehören beispielsweise sogenannte Glucocorticoide wie Cortison. Sie können die Immunreaktionen in den betroffenen Bereichen teilweise unterdrücken und so in manchen Fällen zu einer Besserung führen.

Bei schweren Formen des autoimmunbedingten Haarausfalles wird in der Regel die Einnahme von Tabletten verschrieben, deshalb interne Therapie. Manchmal werden diese Medikamente sogar als Infusion gegeben. Die Auswahl an diesen Wirkstoffen ist relativ groß, aber man nutzt auch hier oft Glucocorticoide wie Cortison, um die Immunreaktion zu unterdrücken. Daneben gibt es immer modernere Medikamente wie *Biologica*, die vor allem lokal und spezifisch wirken und nicht mehr das gesamte Immunsystem des Patienten schwächen. Bisherige Medikamente, die intern wirken, haben den Betroffenen anfälliger für Infektionen gemacht. Und auch bei externer Therapie der betroffenen Stellen kann es in den Arealen zu Entzündungen der Haut und der Haarfollikel kommen.

Aufgrund dieser Nebenwirkungen sollte die Behandlung mit immunsupprimierenden Mitteln nur für kurze Zeiträume von einigen Wochen bis wenigen Monaten andauern. Die Behandlung des autoimmunbedingten Haarausfalles sollte immer mit einem Hautarzt und unter regelmäßiger Kontrolle erfolgen.

Die Alopecia areata betrifft nicht immer nur die Kopfhaare. Grundsätzlich können dabei alle Haare des Körpers ausfallen, beispielsweise auch die Augenbrauen, die Barthaare oder die Intimbehaarung.

Bei der schwersten Form des autoimmunbedingten Haarausfalles, der *Alopecia universalis*, kommt es sogar zu einem Ausfall der gesamten Körperbehaarung. Die Alopecia universalis ist sehr selten und kann theoretisch in jedem Alter auftreten und zu einem plötzlichen Verlust der Körperbehaarung führen. Das ist für Betroffene natürlich unglaublich belastend.

Bei einem solch ausgeprägten Haarausfall erfolgt die Behandlung hauptsächlich über eine interne Therapie mit Medikamenten, die das Immunsystem modulieren, oder mit Glucocorticoiden wie Cortison. Ähnlich wie bei der normalen Alopecia areata gibt es bisher noch keine Therapie, die die Ursache der Erkrankung behandeln kann. Es gibt nur Therapien, die die Symptome verbessern können, also den Haarausfall reduzieren und das Haarwachstum anregen. Aber leider funktioniert das nicht immer.

Autoimmunerkrankungen wie die Alopecia areata gehen häufig mit anderen autoimmunbedingten Krankheiten einher. Die Ursache dafür ist noch nicht abschließend geklärt, vermutlich haben Betroffene eine generell erhöhte Anfälligkeit für Autoimmunerkrankungen. Patienten, die an Alopecia areata leiden, leiden oft auch noch an Diabetes mellitus Typ 1, Schilddrüsenproblemen wie der Hashimoto-Erkrankung oder der sogenannten Weißfleckenkrankheit, auch als Vitiligo bezeichnet.

Stressbedingter Haarausfall

Zum Haareraufen

In Bezug auf die Haare gibt es so einige Sprichwörter: »Mir stehen die Haare zu Berge« oder auch »Das ist ja zum Haareraufen«. Beide Sprichwörter suggerieren: Zwischen Stress und Haaren gibt es einen Zusammenhang. Und wie so oft steckt in solchen Redewendungen auch beim Thema Haare ein großer Funke Wahrheit.

Stress, Aufregung und innere Unruhe wirken sich auf die Haare und die Haut aus. Ein Beispiel dafür sind die sogenannten Stresspickel. Verschiedene Studien konnten zeigen, dass chronischer Stress eine Akne deutlich verschlechtern kann. Anderen Menschen fallen bei Stress buchstäblich die Haare vom Kopf. Es gibt Menschen, die bemerken ihren Stress erst dann, wenn sie beim Kämmen büschelweise Haare verlieren.

Chronischer Stress kann eine riesige Vielfalt an verschiedenen Symptomen auslösen, neben Haarausfall können auch Konzentrationsstörungen, Gereiztheit, Bluthochdruck, Magen-Darm-Probleme und diverse andere Beschwerden auftreten. Der Körper wird in einen dauerhaften Alarmzustand versetzt und kann sich kaum oder gar nicht mehr erholen.

Eine präzise Definition von Stress zu finden, ist schwierig, weil jeder Mensch etwas anderes als Stress empfindet. Was den einen belastet, juckt den anderen überhaupt nicht. In der Urzeit kam Stress für den Menschen vor allem bei konkreten Bedrohungsszenarien vor. Der Körper versetzt sich in einen Alarmzustand und macht sich bereit, physische Leistungen zu vollbringen, um sich zu verteidigen oder um zu fliehen. Genau das macht der Körper noch heute, auch wenn Stress für uns nicht mehr vom Säbelzahntiger verursacht wird. Heutzutage versteht man unter Stress eher Situationen, die eine übermäßige Belastung darstellen und schädlich für den Körper oder die Psyche sein können. Doch Stress muss nicht zwangsläufig etwas Schlechtes sein.

Wir haben in unserem Nervensystem zwei Gegenspieler, den Sympathikus und den Parasympathikus. Der Sympathikus versetzt den Körper in Alarmbereitschaft, der Parasympathikus ist für den Ruhemodus zuständig. Der Sympathikus macht es möglich, besser auf gefährliche Situationen zu reagieren. Dabei steigt beispielsweise die Herzfrequenz, um Muskeln oder verschiedene Organe des Körpers besser mit Blut zu versorgen. Auch die Atemwege werden erweitert, um besser atmen zu können, und die Darmtätigkeit wird gehemmt, um in Gefahrensituationen nicht unnötig Energie zu verbrauchen.

Der Parasympathikus hingegen kümmert sich um die Regeneration des Körpers und hilft dem Menschen, sich zu entspannen. Die Herzfrequenz sinkt, und die Darmtätigkeit steigt, damit die Nahrung gut verdaut werden kann und die Energiereserven wieder aufgefüllt werden können.

In unserer heutigen Zeit wird der Sympathikus immer häufiger durch alltägliche Situationen wie Leistungsdruck bei der Arbeit, psychische Belastung, ständig online sein zu müssen oder auch kräfteraubende Lernphasen aktiviert. Der Körper befindet sich dadurch in dauerhafter Alarmbereitschaft und bekommt nur selten die Chance, sich wirklich zu entspannen und die Energiereserven aufzuladen. Der Parasympathikus kommt also viel zu wenig zum Einsatz.

Dieser moderne chronische Stress führt auch zur Freisetzung von verschiedenen Hormonen, die unterschiedliche Prozesse im Körper steuern. Zu den wichtigsten Stresshormonen gehören Adrenalin, Noradrenalin und Cortisol. In Belastungssituationen können die Cortisolspiegel rapide ansteigen. Cortisol hemmt verschiedene Prozesse des Immunsystems, wodurch es leichter zu Entzündungen und Infekten kommen kann. Außerdem hat es Auswirkungen auf die Blutzellen und die Blutgefäße.

Wie so oft gilt also auch bei Stresshormonen: Die Dosis macht das Gift. In kurzzeitigen Stresssituationen sind die Hormone unglaublich starke Helfer. Sie erhöhen die Aufmerksamkeit und können in brenzligen Situationen das Überleben sichern. Auch im Alltag können die Stresshormone nützlich sein – beispielsweise steigt die Konzentration von Cortisol, völlig unabhängig von Stress, kurz nach dem Aufwachen nachweislich an. Durch seine aktivierenden Effekte hilft uns das Cortisol, am frühen Morgen förmlich in die Gänge zu kommen und richtig wach zu werden.

Stetig hohe Konzentrationen von Stresshormonen hingegen wirken buchstäblich wie Gift auf den Körper. Die permanent erhöhte Herzfrequenz und der hohe Blutdruck können auf Dauer zu einem chronischen Bluthochdruck, Herz-Kreislauf-Erkrankungen und anderen körperlichen und psychischen Beschwerden führen.

Ergraut über Nacht

Was schlecht für den Körper ist, spiegelt sich auf der Haut wider und betrifft in gewissem Maße auch unsere Haare. Deshalb führen langfristig erhöhte Stresshormone auch zu Haarausfall.

Bei Stress schickt der Körper möglichst viel Blut zu den lebenswichtigen Organen im Körperinneren wie dem Herzen und dem Gehirn. Die Folge: Bei dauerhaft hohen Pegeln von Stresshormonen sinkt durch die Verengung der Blutgefäße die Durchblutung der Haut – und somit leidet auch die Versorgung der Haare. Die Haare werden also schlechter mit Nährstoffen versorgt, wachsen deshalb schlechter und fallen häufiger aus. Eine weitere Wirkung von Stress ist die Unterdrückung des Immunsystems. Bei andauernd hohen Cortisolspiegeln kann es dadurch zu einer verstärkten Entzündungsneigung des Körpers kommen. Das betrifft insbesondere Körperbereiche, die durch eine verringerte Blutversorgung sowieso schon weniger Immunzellen zur Abwehr von Eindringlingen zur Verfügung haben.

Abgesehen von den Auswirkungen im Körperinneren führt die mit viel Stress assoziierte Lebensweise zu einer Verschlechterung des Haut- und Haarbildes. Wer sich zudem noch ungesund ernährt und wenig Sport treibt, verschlimmert dies noch.

All diese Faktoren machen es nicht verwunderlich, dass Stress einer der größten Risikofaktoren für Haarausfall ist.

Ein weiteres Phänomen von massivem Stress kann das »Ergrauen über Nacht« sein, bei dem Menschen nach einem schwer belastenden Ereignis innerhalb von kurzer Zeit scheinbar nur noch graue Haare haben. Andere sagen dann über die Betroffenen: »Der ist ganz schön grau geworden.« Die Menschen ergrauen zwar nicht wirklich über Nacht, scheinen aber innerhalb von kurzer Zeit alle farbigen Haare zu verlieren.

Die Ursachen dieses Phänomens sind noch nicht abschließend geklärt, es gibt aber einige plausible Vermutungen. Man konnte nachweisen, dass massive Stressereignisse zu einem starken Haarausfall führen können. So konnten manche Personen innerhalb von wenigen Tagen fast ihre komplette Kopfbehaarung verlieren. Der Haarverlust zeigte sich je nach psychischen Umständen und sonstiger Gesundheitsereignisse entweder reversibel oder war dauerhaft. Erstreckt sich die Belastung über viele Jahre, so kann es sein, dass der Haarzustand entsprechend bestehen bleibt und die Haarfollikel sich nicht mehr regenerieren.

Doch die Frage war ja nicht nur, warum fallen Menschen bei Stress die Haare aus, sondern vor allem, warum wirken sie plötzlich ergraut? Das liegt auch an den Stresshormonen in hoher Konzentration. Sie greifen nämlich die pigmentbildenden Melanozyten, also die Farbzellen in den Haarfollikeln, an. So kann es dazu kommen, dass nach wenigen Tagen kaum noch aktive Melanozyten übrig sind, die neu gebildeten Haaren eine Farbe geben können. Wenn noch dazu innerhalb von kurzer Zeit viele farbige Haare ausfallen, erscheint es also so, als wäre die Person innerhalb weniger Tage komplett ergraut. Die Melanozyten sind dabei vermutlich ähnlich wie die Haarfollikel nicht permanent geschädigt, sondern können sich nach einer gewissen Zeit regenerieren. Ergraute und ausgefallene Haare können so nach einer längeren stressfreien Zeit wiederkommen und auch ihre alte Farbe wiedererhalten. Derzeit laufen noch Untersuchungen und Studien, die dieses Phänomen weiter untersuchen.

Krankheitsbedingter Haarausfall

Neben den oben genannten Ursachen können auch einige Erkrankungen Haarausfall begünstigen, wie zum Beispiel Störungen der Schilddrüse oder Diabetes. Eine Schilddrüsenunterfunktion kann die Haare spröde machen oder vermehrt ausfallen lassen sowie den Haarwuchs insgesamt deutlich verlangsamen. Eine Überfunktion der Schilddrüse kann sich durch dünner, feiner und brüchiger werdende Haare äußern. Da die Haare früher in die Ruhephase wechseln, erreichen sie auch nur eine geringe Länge.

Bei Diabetes ist der Haarausfall in einer Mangelversorgung der Kopfhaut mit wichtigen Nährstoffen begründet. Diabetes und auch die Schilddrüsenerkrankung Hashimoto gehen oft auch, wie oben beschrieben, mit kreisrundem Haarausfall einher. Die genaue Ursache dafür ist noch unklar.

Verschiedene schwere Erkrankungen wie beispielsweise Krebs oder Infektionskrankheiten können ebenfalls zu vermehrtem Haarausfall führen. Der Grund dafür ist ein ähnlicher wie bei der Mangelernährung: Der Körper fokussiert seine Ressourcen auf die überlebenswichtigen Organe des Körpers, wobei die Haare oft zu kurz kommen. Aber auch die enorme psychische Belastung, die mit einer schweren Erkrankung einhergeht, kann Haarausfall begünstigen.

Wirkung an der falschen Stelle

Nicht nur Erkrankungen, sondern auch die Medikamente, mit denen man diese behandelt, können Haarausfall auslösen. Besonders Chemotherapien, die man bei diversen Tumorerkrankungen einsetzt, haben häufig einen Haarausfall zur Folge. Die Ursache hierfür liegt in der Wirkungsweise der Chemotherapeutika: Sie greifen insbesondere Zellen an, die sich schnell und häufig teilen. Tumorzellen tun das, deshalb haben Chemotherapien eine gute Wirkung gegen sie. Aber auch die Zellen der Haarwurzel gehören zu jenen, die sich häufig teilen. Sie werden dementsprechend ebenfalls vom Chemotherapeutikum getroffen. Die Folge: Haare sterben ab und fallen nach und nach aus.

Die gute Nachricht ist aber: Moderne Tumormedikamente wirken immer präziser gegen spezielle Bestandteile eines Tumors und haben dadurch meist weniger stark ausgeprägte Nebenwirkungen. Zwar liegt das Risiko für Haarausfall immer noch bei über 15 Prozent, ist jedoch geringer als bei den »alten« Medikamenten. Moderne Tumormedikamente gibt es jedoch noch längst nicht für alle Arten von Tumoren. Die Forschung schreitet aber stetig voran und lässt hoffen, dass immer bessere und spezifischere Medikamente entwickelt werden, deren Nebenwirkungen deutlich schwächer ausgeprägt sind.

Auch andere Medikamente, die auf den ersten Blick gar keinen Bezug zu Haaren haben, können zu Haarausfall führen. Medikamentös bedingten Haarausfall bezeichnet man übrigens als *Alopecia medicamentosa*.

Oft hängt die Alopecia medicamentosa mit Nebenwirkungen und Unverträglichkeiten zusammen, kann aber auch durch Wechselwirkungen zwischen verschiedenen Medikamenten entstehen. Die bestmögliche Therapie wäre das Absetzen des jeweiligen Medikamentes, was aber nicht immer möglich ist.

Wir haben im folgenden »Haargenau« eine Liste an bekannten Medikamenten zusammengestellt, die Haarausfall verursachen können. Vermutlich sind einige darunter, die Sie kennen oder sogar selbst einnehmen. Natürlich ist diese Liste nicht vollständig, soll aber aufzeigen, dass sich auch viele alltägliche Medikamente auf das Haarwachstum auswirken können.

Der Haarausfall tritt bei diesen Medikamenten meist erst einige Monate nach Therapiebeginn auf und ist auch nur eine seltene Nebenwirkung. Besonders bei einer Behandlung mit mehreren Medikamenten ist es oft schwer, das entsprechende Medikament ausfindig zu machen.

Infektionsbedingter Haarausfall

Bakterien – da lebt noch was

Wir haben uns ja bereits mit dem Mikrobiom der Haut, insbesondere der Kopfhaut, beschäftigt. Normalerweise ist das Mikrobiom wie ein eigener kleiner Organismus, der sich selbst reguliert und verschiedene unerwünschte Eindringlinge, beispielsweise Bakterien oder Pilze aus der Umwelt, bekämpft. Das Mikrobiom wird nicht nur von sich selbst, sondern auch vom körpereigenen Immunsystem in Schach gehalten. Gerät das Mikrobiom jedoch aus dem Gleichgewicht, kann es schnell zu Infektionen der Haut kommen, die auch die Haare betreffen und ihnen schaden können.

HAARGENAU:

MEDIKAMENTE & HAARAUSFALL

Medikamente, die zu Haarausfall führen können (nicht vollständig):

- Chemotherapeutika
- Schmerzmedikamente (Ibuprofen, Diclofenac, Naproxen)
- Cortison (Prednisolon)
- Antipilzmittel (Antimykotika)
- Blutverdünner (Heparine, Cumarine, ACE-Hemmer)
- Retinoide (Vitamin-A-Derivate)
- Cholesterinsenker (Fibrate wie z. B. Clofibrat, Fenofibrat, Bezafibrat)
- Antimalariamittel (Chloroquin, Mefloquin)
- Blutdrucksenker (Betablocker, z.B. Ramipril, Captopril, Propanolol)
- Schilddrüsenmedikamente (meist gegen Überfunktion, z.B. Carbimazol)
- Neurologische und psychiatrische Medikamente (Antiepileptika, z. B. Valproinsäure, Antidepressiva, Antikonvulsiva, Sedativa, Parkinsonmittel, z. B. Levodopa, Neuroleptikum Butyrophenone)
- Manche Antibiotika
- Hormonpräparate (manche hormonellen Verhütungsmittel, Anabolika, Testosteron)
- Sonstige: D-Penicillamin, H_2-Blocker, Amiodaron

Die für die Haare wohl bedeutendste Form der bakteriellen Infektion ist die *Follikulitis*, eine Entzündung der Haarfollikel. Ursache sind dabei meist Staphylokokken-Bakterien, die ein natürlicher Teil der Hautflora sind.

Eine Follikulitis tritt hauptsächlich bei Männern im Bereich der Barthaare auf. Es kommt zu einer oft schmerzhaften Entzündung der Haarfollikel, die von Pickeln bis hin zu tiefen eitrigen Entzündungen reichen kann.

Risikofaktoren für eine Follikulitis sind mangelnde Hygiene oder auch kleine Verletzungen, die beispielsweise durch eine Rasur ausgelöst werden können. Die Bakterien befallen die Verletzungen in der Haut und führen dort schnell zu einer Entzündung des Haarfollikels. Dadurch wird die Nährstoff- und Sauerstoffzufuhr des Haares gemindert, was zu Haarausfall führen kann.

Man unterscheidet bei der Follikulitis eine oberflächliche (auf Latein *superficialis*) und eine tiefe Form (im Lateinischen *profunda*). Die oberflächliche Form ist auf einen Haarfollikel begrenzt, und es entstehen meist kleine Rötungen oder begrenzte eitrige Pickel, ähnlich wie bei einer leichten Akne.

Bei der tiefen Follikulitis dringen die Bakterien tiefer in die Haut ein und können auch das Gewebe um den Haarfollikel infizieren. Wenn die Entzündung den gesamten Haarfollikel betrifft und sich auch in die Umgebung ausbreitet, bezeichnet man dies als Furunkel. Fließen mehrere solcher Furunkel zusammen, entsteht ein sogenannter Karbunkel. Dabei handelt es sich schon um eine schwere

Follikulitis – vom Pickel zum Karbunkel

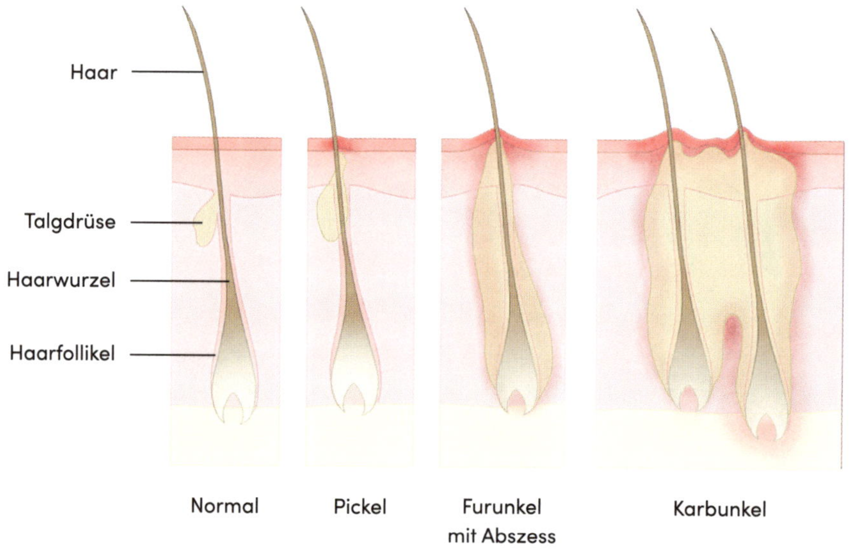

Entzündung der Haarfollikel. Besonders wichtig bei Furunkeln und Karbunkeln: Sie dürfen keinesfalls ausgedrückt werden. Beim Ausdrücken kann es sonst dazu kommen, dass die Bakterien noch tiefer in das Gewebe gepresst werden und im schlimmsten Fall sogar eine Blutvergiftung auslösen können. Schwere Formen der Follikulitis können zu Narbenbildung und auch Fieber führen.

Leichte Formen heilen weitestgehend ohne Therapie ab. Die Kühlung der infizierten Haarfollikel oder eine Anwendung von antiseptischen Bädern sowie Wirkstoffe wie Octenidin, Triclosan oder Polihexanid können die Entzündungen lindern und die Heilung beschleunigen.

Bei schweren Formen der Follikulitis wird der behandelnde Arzt Cremes oder Tabletten mit Antibiotika verschreiben, um die Bakterien zu bekämpfen.

Läuse – da krabbelt was

Kopfläuse sind die häufigsten Parasiten im Kindesalter und wohl einer der Albträume vieler Eltern. Etwa drei Prozent aller Kinder sind durchschnittlich einmal betroffen.

Man bezeichnet den Befall mit Kopfläusen auch als *Pediculosis capitis* (die Kopflaus heißt auf Latein *Pediculus humanus capitis,* was so viel heißt wie »die Kopflaus des Menschen«).

Die Läuse saugen bis zu drei Mal täglich Blut aus der Kopfhaut, wodurch leicht entzündete, juckende Stellen entstehen. Durch starkes Kratzen an den betroffenen Stellen kann es zu Infektionen kommen, wenn Bakterien in die Wunden gelangen.

Ein Läusebefall ist erst diagnostiziert, wenn eine lebende Laus oder Larven gefunden wurden. Die Läuse oder deren Eier (auch Nissen genannt) entdeckt man am besten, indem man das Haar gründlich mit einem speziellen Läusekamm durchkämmt und der Kamm auf einem weißen Papiertuch ausgestreift wird. Eine Lupe zur genaueren Begutachtung kann hilfreich sein. Die Läuse selbst sind bis zu vier Millimeter groß und haben eine bräunliche Farbe. Dunkle Nissen enthalten meist noch Larven, wohingegen helle Eier nur noch leere Überreste sind.

Läuse breiten sich vor allem unter Kindern schnell aus, da sie über Körperkontakt oder den Austausch von Gegenständen wie Kämmen oder Mützen wunderbar weitergegeben werden können. Deshalb müssen betroffene Schul- oder Kindergartenkinder bei einem Lausbefall auch so lange zu Hause bleiben, bis ihre Kopfhaut wieder frei von Läusen ist.

Ein Läusebefall lässt sich gut behandeln, wenn die Therapie richtig und gewissenhaft durchgeführt wird. Grundsätzlich sollten alle Kontaktpersonen mitbehandelt werden. Die Behandlung besteht im Wesentlichen aus der Anwendung von Anti-Läuse-Mittel, das meist als Shampoo auf die Haare aufgetragen wird und einige Minuten einwirken muss. Es enthält in der Regel Silikone, die die Läuse und Nissen ersticken. Im Anschluss werden die Haare gründlich mit dem speziellen Läusekamm ausgekämmt. Da die Larven in den Eiern sehr widerstandsfähig sind, sollte die Therapie nach etwa acht bis zehn Tagen wiederholt werden, um auch wirklich jede Laus abgetötet zu haben.

Zusätzlich zur Therapie sind auch gründliche Hygienemaßnahmen notwendig: Kontaminierte Gegenstände müssen mindestens drei Tage in luftdichten Tüten verschlossen werden, weil Läuse bis zu drei Tage in der Umwelt überleben können. Bettwäsche und Kleidung muss möglichst bei 60 °C gewaschen werden, um die Läuse effektiv abzutöten.

Pilzinfektionen – da wächst was

Neben Bakterien können auch Pilze eine Entzündung der Haut und damit Haarausfall auslösen. Bei Pilzinfektionen der Kopfhaut sticht eine Erkrankung besonders hervor: die Ringelflechte der Kopfhaut oder auch *Tinea capitis* genannt. Es handelt sich dabei um eine Pilzinfektion, die insbesondere durch sogenannte Fadenpilze ausgelöst wird und hauptsächlich im Kindesalter auftritt.

Typische Symptome einer solchen Pilzinfektion sind kreisrunde, scharf begrenzte haarlose Areale auf der Kopfhaut, ähnlich wie beim kreisrunden Haarausfall. Die Infektion kann jedoch auch einen trockenen, schuppigen und häufig juckenden Ausschlag hervorrufen.

Es handelt sich bei der Ringelflechte der Kopfhaut um eine ansteckende Erkrankung, die hauptsächlich durch Kontakt mit befallenen Tieren, anderen Menschen oder infizierter Kleidung hervorgerufen wird. Insbesondere Katzen oder Meerschweinchen sind Überträger dieser Pilze.

Die Diagnose stellt der behandelnde Hautarzt meist nach einer gründlichen Untersuchung, die auch eine Gewebeprobe von den betroffenen Stellen enthält. Dabei werden Haare und Schuppen entnommen und auf die spezifischen Pilze untersucht.

Man unterscheidet auch bei der Tinea capitis eine oberflächliche von einer tiefen Form. Bei der oberflächlichen Form infizieren die Pilze, wie der Name vermuten lässt, hauptsächlich die oberen Hautschichten. Dort führen sie zu kreisrundem, begrenztem Haarausfall, der von schuppigem, juckendem Ausschlag begleitet wird.

Die tiefe Form der Tinea capitis kann zu deutlich schwereren Symptomen führen. Die Pilzerreger breiten sich bis in die tiefen Hautschichten aus und können so zusätzlich schwere Entzündungssymptome hervorrufen. Dazu gehören beispielsweise Fieber oder Abgeschlagenheit. Die tiefe Infektion kann außerdem zur Bildung von schmerzhaften Abszessen (Eiteransammlungen) und unbehandelt zu narbigem, permanentem Haarverlust in der betroffenen Region führen.

Die Therapie der Ringelflechte der Kopfhaut beruht hauptsächlich auf Antipilzmitteln, sogenannten Antimykotika. Oberflächliche Formen werden mit Cremes oder Shampoos behandelt, während schwere, tiefe Formen auch die Einnahme von Tabletten erfordern können. Zusätzlich zur medikamentösen Therapie ist eine gute Hygiene sehr wichtig. Die Haare müssen regelmäßig mit dem entsprechenden Shampoo gewaschen werden, und auch die Bettwäsche muss regelmäßig bei 60 °C in die Waschmaschine. Nur so können Kontaktpersonen wie Familienmitglieder vor einer Infektion geschützt werden. Bei schweren Entzündungen mit Fieber können zusätzlich noch Schmerz- oder Fiebermedikamente gegeben werden. Die Tinea capitis lässt sich medikamentös sehr gut behandeln und heilt bei frühzeitiger Therapie meist folgenlos ab.

Bei meiner Arbeit mit Patienten habe ich auch erlebt, dass Patienten sich einige Wochen nach einem Friseurbesuch mit einer entzündeten Kopfhaut bei mir gemeldet haben. Wenn die Instrumente beim Friseur nicht richtig gereinigt wurden, können Pilze oder Bakterien in kleine Wunden von der Rasur oder dem Haarschnitt eindringen und eine Infektion verursachen.

SCHUPPEN – KOPFHAUT IM STRESS

Leise rieselt die Schuppe

Egal bei welcher Haarfarbe oder in welchem Alter, Haarschuppen können bei jedem vorkommen. Und sind sie da, dann sind sie ein leidiges Thema für Mann und Frau. Dabei muss man sagen, grundsätzlich sind Kopfhautschuppen total normal, ob es zu viele sind und damit vielleicht eine Krankheit vorliegt, hängt von der Menge und Ausprägung der Schuppen ab.

Schuppen entstehen, indem sich Zellen an der Kopfhaut lösen und im Haar verteilen. Diese Zellen heften sich zusammen, aber erst, wenn mehr als 500 dieser Zellen zusammenheften, wird dies als Schuppe für unser Auge sichtbar. Das alles ist, wie gesagt, ein normaler Prozess im Rahmen der Kopfhauterneuerung.

Während des normalen Regenerationsprozesses der menschlichen Haut werden Hornzellen – einzeln oder in kleinen Gruppen – von der obersten Hautschicht abgestoßen. Wenn die Kopfhaut im Gleichgewicht ist und sie nicht zu viel oder zu wenig gepflegt wird, sind die Kopfhautschuppen praktisch nicht sichtbar. Trotzdem stören sich viele Betroffene schon an einzelnen Schuppen und greifen zu sogenannten Anti-Schuppen-Shampoos. Das allerdings ist nicht immer der richtige Reflex. Diese Shampoos können das Problem nämlich verstärken. Ob Schuppen wirklich ein Problem sind, das hängt, wie bereits erwähnt, von ihrer Menge, aber auch von ihrer Beschaffenheit ab. Welche verschiedenen Typen von Schuppen es gibt, das wollen wir nun etwas genauer betrachten.

Ein staubtrockener Typ

Normalerweise sind die Schuppen weder zu trocken noch zu fettig. Eigentlich sind sie im Normalfall sehr ähnlich zur Kopfhaut. Wenn sie jedoch sehr pulvrig oder bröselig erscheinen und sofort in den Fingern brechen, dann handelt es sich um trockene Schuppen. Das zeigt, dass die obersten Hornschichten kaum noch einen schützenden Talggehalt besitzen, der die Zellen aneinanderklebt. Die häufigste Ursache hierfür ist eine sehr trockene Kopfhaut – eben mit fehlendem Talg. Diese entsteht entweder durch eine starke Kopfhautentfettung – etwa durch falsche Haarwäsche oder durch träge Talgdrüsen. Ersteres ist deutlich häufiger der Fall. Wer daran leidet, gerät schnell in einen Teufelskreis. Die Betroffenen waschen sich die Haare aufgrund der trockenen Schuppen sehr oft, sodass die Kopfhaut immer weiter austrocknet. Dies führt nicht nur zu noch mehr Schuppen, sondern auch zu einem unangenehmen Kopfhautjucken.

Daher sollten trockene Kopfhautschuppen als Indiz gesehen werden, weniger Haarwäschen durchzuführen als mehr. Gegebenenfalls kann in einem solchen Fall eine regelmäßige Haarmaske der Kopfhaut guttun.

Trockene Schuppen sind besonders in der Kindheit und im höheren Erwachsenenalter zu beobachten. Dies liegt an der geringeren Talgdrüsenaktivität in diesen Lebensabschnitten.

Ein echt fettiger Typ

Besonders in der Pubertät fallen den meisten zum ersten Mal bewusst Schuppen an sich selbst auf. Oder anders gesagt, in diesem Alter beginnt es, dass man sich daran stört. Häufig geht das dann mit beginnenden fettigen Haaren einher. Anders als bei trockenen Schuppen sind fettige Schuppen deutlich dicker und größer. Auch haften sie gut aneinander und können weiß-gelblich erscheinen. Wenn diese Art Schuppe nach dem Durchstreichen der Haare zwischen die Finger gelangt, hinterlässt sie einen dezenten Fettfilm.

Anders als bei den trockenen Schuppen ist hier die Kopfhaut zu stark gefettet, sodass die Schuppe nicht bricht und zerbröselt, sondern mehr Zellen aneinander haften bleiben. Das wiederum sorgt dafür, dass die abzustoßenden Zellen sich nicht mehr schnell genug von der Kopfhaut lösen, sondern dort verbleiben und eine Art »Stau« entsteht. Die Talgdrüsen produzieren fleißig weiter, die Schuppen bleiben aber liegen, und die Kopfhaut gerät in Disbalance. In einem solchen Umfeld fühlen sich Mikroben jeder Art sehr wohl und beginnen, ihr Wachstum zu vermehren.

Ein Kandidat dafür ist der Hefepilz Malassezia, der bei jedem Menschen auf der Haut wächst. In kleinen Mengen ist das auch kein Thema, jedoch führt er bei einem starken Wachstum zu Kopfjucken und kleinen Entzündungen. Das wiederum kann die Talgdrüsenproduktion verstärken. Aus diesem Kreislauf kommt man dann nur schwer wieder raus.

Deshalb sollte bei fettigen Schuppen eine regelmäßige, häufige Kopfhautwäsche erfolgen. Zusätzlich können pilzhemmende Wirkstoffe eingesetzt werden, damit der Hefepilz sich nicht weiter vermehrt. Einige Shampoos besitzen in niedrigen Konzentrationen den Wirkstoff Ketoconazol, der gegen diese Pilze wirkt. Sie können rezeptfrei in der Apotheke gekauft werden.

Die meisten Schuppen sind zwar nervig, aber harmlos, wie Sie nun gemerkt haben. Außerdem können Sie diese durch die richtige Pflege schnell in den Griff bekommen. Doch was ist, wenn sich eine Krankheit dahinter verbirgt und die oben besprochenen Maßnahmen zu keiner Besserung führen? Dazu schauen wir uns jetzt einige Hautkrankheiten an, die mit einer vermehrten Schuppenbildung einhergehen.

Schuppenflechte – es juckt und schmerzt

In einer Hautarztpraxis stellen sich logischerweise täglich viele Menschen mit ganz unterschiedlichen Hautveränderungen vor. Das Ziel ist natürlich immer ähnlich: die Erkrankungen richtig diagnostizieren, damit man sie möglichst gut behandeln kann.

Manche Hauterkrankungen sind schwer zu diagnostizieren und bedürfen einer sehr genauen Abklärung. Andere hingegen erkennt ein geübter Hautarzt schon beim ersten Blick. Zu diesen sogenannten Blickdiagnosen gehört die Schuppenflechte, auch Psoriasis genannt. Nicht selten erlebe ich in meiner Praxis Menschen, bei denen die schuppige Haut das erste Mal auftritt, nachdem sie extremen Stress hatten oder krank waren.

Gerötete, verschieden große Entzündungsherde am Körper und auf der Kopfhaut, die noch dazu schuppig sind – das sind typische Symptome einer *Psoriasis*, auch Schuppenflechte genannt.

Die Psoriasis ist eine chronische entzündliche Erkrankung, die in sogenannten Schüben auftritt. Es gibt also Episoden, die Wochen, aber auch Monate dauern können, in denen der Patient praktisch nichts von seiner Erkrankung merkt, bevor wieder am ganzen Körper Schuppen auftreten. Dass es immer wieder zu Schüben kommt, dafür ist das Immunsystem verantwortlich. Im Gegensatz zum autoimmunbedingten Haarausfall greift das Immunsystem hier aber nicht den eigenen Körper an, sondern führt lediglich zu einer Entzündungsreaktion in den betroffenen Bereichen.

Das Immunsystem reagiert bei einem Schub häufig auf Triggerfaktoren wie Stress, Hautreizung durch Sonne, übermäßiges Kratzen oder etwa Medikamente. Durch die hervorgerufene Entzündung wird die Erneuerung der Hautzellen ungewöhnlich stark beschleunigt. Hautzellen, die normalerweise etwa vier Wochen für ihr Wachstum brauchen, wachsen nun innerhalb von drei bis vier Tagen. Die Zellen wachsen also über acht Mal so schnell wie normal. Man kann sich vorstellen, dass das im Körper zu einigen Problemen führen kann, die sich in den klassischen Symptomen der Schuppenflechte widerspiegeln: Neben der starken Rötung kommt es durch die Entzündung zu unterschiedlich großen Erhebungen in der Haut, die einen Juckreiz auslösen können. Durch das enorme und oft auch unvollständige Wachstum der Hautzellen sterben viele von ihnen ab und zeigen sich dann als silbriger, schuppiger Belag auf den entzündeten Stellen. Wenn die Schuppen wegen des Juckreizes abgekratzt werden, entstehen schnell kleine, punktförmige Blutungen.

Die Psoriasis tritt häufig im Brust-, Kopf-, Gesäß- oder Rückenbereich auf. Auch Arme, Beine und die Nägel an Händen und Füßen können betroffen sein. Auf den ersten Blick kann die Schuppenflechte mit einer anderen, häufig verbreiteten Hauterkrankung verwechselt werden: der Neurodermitis. Man kann die beiden aber leicht unterscheiden, denn die Schuppenflechte tritt im Gegensatz zur Neurodermitis nur auf den sogenannten Streckseiten der Arme und Beine auf. An den Armen wäre das der Bereich um die Ellenbogen und an den Beinen die Haut um das Knie herum. Eine Neurodermitis tritt hauptsächlich in den Kniekehlen oder der Ellenbeuge auf.

Die Psoriasis hat verschiedene Unterformen und Typen. Man unterscheidet beispielsweise zwischen einer Psoriasis Typ 1 und Typ 2. Die Psoriasis vom Typ 1 ist die häufigste Variante und tritt hauptsächlich zwischen dem 15. und dem 30. Lebensjahr auf. Bei einer Typ-1-Psoriasis vermutet man eine große erbliche Veranlagung. Haben nahe Verwandte bisher unter einer Psoriasis gelitten, ist die Wahrscheinlichkeit hoch, dass die Erkrankung an Kinder vererbt wird.

Bei der Typ-2-Psoriasis vermutet man hingegen nur geringe erbliche Faktoren, sie tritt meist frühestens ab dem 40. Lebensjahr auf. Rund ein bis zwei Prozent der Bevölkerung erleben im Laufe ihres Lebens eine Schuppenflechte. Wenn ein Elternteil von Psoriasis betroffen ist, steigt die Chance, selbst zu erkranken, auf etwa 14 Prozent.

Aber warum erzählen wir das hier alles so genau, was hat die Schuppenflechte nun mit den Haaren zu tun? Es gibt eine Form der Psoriasis, die besonders die Kopfhaut befällt: die *Psoriasis capitis*. Sie macht sich durch juckende und stark schuppende Plaques auf der Kopfhaut bemerkbar. Die übermäßig vielen Schuppen werden von manchen Betroffenen sogar mit dem Weihnachtslied »Leise rieselt der Schnee« beschrieben. Bei Schüben rieseln die weißlichen Hautschuppen nämlich förmlich vom Kopf der Personen. Die damit einhergehenden starken und häufig wiederkehrenden Entzündungen der Kopfhaut haben auch Einfluss auf die Haare und ihre Haarfollikel. Bei heftigen Psoriasis-Schüben kommt es im Bereich der Plaques häufig zu Schäden an den Haarfollikeln, was zum Ausfallen der betroffenen Haare führen kann. Glücklicherweise wachsen die Haare normalerweise zwischen den Schüben wieder nach.

Schuppenflechte lässt sich zwar nicht heilen, die Symptome können aber gut behandelt werden. Basis einer jeden Therapie bei Psoriasis ist eine gute Hautpflege, die mit einem Arzt abgesprochen werden sollte. Besonders rückfettende Cremes und Salben mit Inhaltsstoffen wie Harnstoff oder Salicylsäure gehören zu dieser Hautpflege. Wenn diese Cremes oder Salben nicht ausreichen, können auch Produkte mit entzündungslindernden Wirkstoffen wie Cortison auf die betroffenen Hautstellen aufgetragen werden. Bei schweren Schüben kann ein Arzt auch Tabletten verschreiben, die das überaktive Immunsystem bremsen und die Entzündungen abschwächen sollen.

Auch regelmäßig eingenommene Medikamente wegen ganz anderen Erkrankungen sollten von einem Arzt im Fall einer Schuppenflechte überprüft werden, denn viele Medikamente stehen im Verdacht, Schübe einer Schuppenflechte auslösen zu können. Wie so häufig gilt auch bei der Psoriasis: möglichst auf Alkohol und Zigaretten verzichten.

Seborrhoisches Ekzem – es wird fettig

Das *seborrhoische Ekzem* ist eine weitere Hauterkrankung, bei der ein gelblich-schuppiger Ausschlag auf einer geröteten Haut entsteht. Auch sie tritt nach einem bestimmten Muster auf, an dem man sie gut erkennen kann. So kommt das seborrhoische Ekzem häufig im Bereich der Talgdrüsen, also vor allem in Gebieten mit vielen Haaren, vor. Dazu zählen neben der Kopfhaut auch der Bart-, Brust- und Rückenbereich – insbesondere beim Mann. Der Ausschlag ist nicht ansteckend und juckt auch nicht so stark wie die Schuppenflechte, dennoch kann er für Betroffene sehr unangenehm sein.

Durch die vielen Haare und die damit verbundenen Talgdrüsen entwickeln Männer deutlich häufiger ein seborrhoisches Ekzem. Die Erkrankung tritt in der Regel zum ersten Mal zwischen dem 30. und 50. Lebensjahr auf. Aber auch Säuglinge bis zum dritten Lebensmonat können betroffen sein. Weil die Erkrankung bei ihnen hauptsächlich die Kopfhaut betrifft, verwendet man hier oft den Begriff »Kopfgneis«. Ähnlich wie Erwachsene zeigen die Säuglinge einen typischen rötlichen Ausschlag mit gelblichen, fettigen Schuppen. Bei Neugeborenen verschwindet die Erkrankung in der Regel aber nach kurzer Zeit einfach wieder.

Die Ursache für das seborrhoische Ekzem liegt vermutlich in dem Hefepilz Malassezia, der auch eine Pilzinfektion der Kopfhaut (*Tinea capitis*) auslösen kann. Der Pilz ist Teil der natürlichen und nicht schädlichen Hautflora, kann aber etwa bei einem geschwächten Immunsystem zu verschiedenen Erkrankungen führen. Malassezia ernährt sich von Fettsäuren, die auch im Talg zu finden sind. Beim Abbau dieser Fettsäuren entstehen Zwischenprodukte, die auf der Haut kleine Entzündungen hervorrufen und somit Erkrankungen wie das seborrhoische Ekzem begünstigen können.

Zusätzlich spielt eine gestörte Funktion der Talgdrüsen bei der Entstehung der Erkrankung eine Rolle. Die Talgdrüsen produzieren übermäßig viel Talg, was das Wachstum der Pilze weiter anregt und die Entzündung somit verstärken kann. Die hohen Testosteronspiegel beim Mann führen generell zu einer stärkeren Talgbildung, was ein weiterer Grund dafür ist, dass Männer häufiger von der Erkrankung betroffen sind als Frauen und Kinder.

Stress und eine geschwächte Immunabwehr führen zu stärkeren Entzündungen und begünstigen somit das seborrhoische Ekzem noch zusätzlich. Außerdem leiden Betroffene im Winter stärker unter der Erkrankung als im Sommer. Vermutlich liegt dies an der trockenen Heizungsluft. Frische Luft und Sonne hingegen verbessern die Beschwerden merklich.

Die Therapie des seborrhoischen Ekzems hat hauptsächlich zwei Ziele: das Wachstum der Pilze zu hemmen und die Schuppen zu bekämpfen. Die Wirkstoffe werden nicht nur durch Cremes, sondern insbesondere auch durch spezielle Shampoos auf die Kopfhaut aufgetragen und einmassiert. Wenn das Wachstum der Pilze gehemmt wird, sollten sich auch die Entzündungen zurückbilden, und die Symptome sollten langsam abklingen. Bleiben die Entzündungen bestehen, kann auch eine milde Cortisontherapie angewendet werden, um die Entzündungen zu unterdrücken. Gegen die Schuppen nutzt man hauptsächlich sogenannte *keratolytische* Mittel (Schuppen bestehen aus Keratin, und -lytisch bedeutet »auflösen«). Zu den keratolytischen Mitteln gehört etwa Salicylsäure, die auch bei der Schuppenflechte zum Einsatz kommt. Die Erkrankung kann je nach Schweregrad chronisch verlaufen und sollte deshalb immer mithilfe eines Arztes therapiert werden.

GESCHÄDIGTES HAAR

Schäden in der Schuppenschicht – Spliss und Haarbruch

Bevor wir uns im nächsten Kapitel der Haarpflege widmen, schauen wir uns noch die wichtigsten Haarschädigungen an, nämlich Spliss, Haarbruch und stumpfes Haar.

Spliss wird allgemein als eine längslaufende Aufspaltung des Haares definiert, die meist von der Haarspitze ausgeht. Im Medizinischen wird Spliss auch als *Trichoptilosis* bezeichnet.

Spliss ist vermutlich die häufigste Haarerkrankung und meist auf verschiedene Haarschädigungen zurückzuführen. Einige davon sind: zu kräftiges und häufiges Bürsten oder Kämmen, zu langes und heißes Föhnen, aber auch zu lange Sonneneinstrahlung, Infektionen der Haare durch verschiedene Erreger oder die Behandlung der Haare mit zu starken Chemikalien, beispielsweise durch häufiges Färben. In der Regel steht folgender Mechanismus dahinter: Bei chemischer oder mechanischer Belastung kann die äußere Schicht des Haares, die Schuppenschicht, aufgebrochen werden oder sich ablösen, was zu einer Schädigung der darunterliegenden Faserschicht führt. Als Folge kann Feuchtigkeit in das Haar eindringen und dazu führen, dass die Keratinfilamente im Inneren des Haares aufquellen und sich trennen. Dadurch kann das Haar brüchig und spröde werden, und es entstehen Splissstellen.

Die Ursache von Spliss lässt sich nicht behandeln. Um Spliss zu vermeiden, sollte man möglichst vorsichtig mit seinen Haaren umgehen, also nicht zu kräftig bürsten oder sie nicht zu oft färben. Kommt es dennoch zum Spliss, hilft meist nur ein sogenannter Splisshaarschnitt beim Friseur. Dabei schneidet der Friseur die Haare knapp oberhalb der Splissgrenze ab, damit die Haare sich nicht weiter aufspalten. Viele Pflegeprodukte versprechen, Spliss heilen zu können, doch das ist leider eine glatte Lüge. Denn sobald sich die Haare aufgespalten haben, können sie nicht mehr zusammenwachsen. Die besagten Pflegeprodukte führen bestenfalls durch einen hohen Fettgehalt dazu, dass das aufgespaltete Haar wieder »zusammenklebt« und so wie ein gesundes Haar wirkt. Den Spliss selbst behandeln, das können die Produkte jedoch nicht.

Haarbruch definiert man in Abgrenzung von Spliss als kreisrundes, ovales oder schräges Brechen der Haare. Er kann theoretisch an jeder Stelle des Haares auftreten.

Von der Spitze her gespaltenes Haar

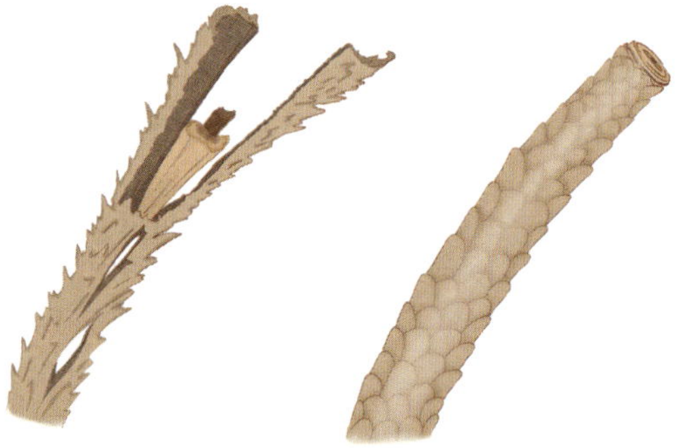

gespaltenes Haar — intaktes Haar

Die Ursachen von Haarbruch ähneln den Ursachen von Spliss: mechanische oder auch chemische Schäden durch kräftiges Kämmen oder Bürsten, häufiges Färben und zu starke Chemikalien, wie etwa bei einer Dauerwelle, schädigen die Haare, bis sie brechen.

Ganz glanzlos – trockenes und stumpfes Haar

Stumpfes Haar ist ehrlich gesagt ein Sammelbegriff für Haare, die einfach nicht in Ordnung sind. Deshalb ist eine klare Definition gar nicht so einfach. Stumpfes Haar ist geschädigtes, in manchen Fällen auch ausgetrocknetes Haar. Es wirkt glanzlos, oft auch spröde. Stumpfe Haare brechen leicht und wirken im Vergleich zu gesundem Haar eher matt.

Glänzen Haare nicht mehr, liegt das an der Schuppenschicht. Die kleinen Schuppen liegen bei gesundem Haar geordnet, ähnlich wie Dachziegel, aufeinander. So brechen sie das Licht auf eine spezielle Weise und sorgen für einen natürlichen Glanz. Kommt es zu Schäden in der Schuppenschicht, ist häufig auch die Ordnung der Haarzellen gestört, und die Haare erscheinen stumpf. Eine Austrocknung der Haare kann ebenfalls ein Grund für dieses Erscheinungsbild sein. Sind die Haare zu trocken, brechen sie schneller und sind weniger resistent gegen Umwelteinflüsse.

Die Ursachen für stumpfe Haare ähneln denen von Spliss oder Haarbruch: Chemische oder mechanische Einflüsse schwächen das Haar. Zu häufiges Waschen trocknet die Haare ebenfalls aus, denn beim Waschen wird der Talg aus den Haaren entfernt, der sie geschmeidig und widerstandsfähig halten soll. Wäscht man sich nun jeden Tag, vielleicht sogar auch mehrmals am Tag die Haare, fällt es den Haaren immer schwerer, sich gegen äußere Reize zu schützen.

Aber auch innere Einflüsse wie Hormonschwankungen, Mangelernährung oder übermäßig viel Stress können zu einem ungesunden Haarbild führen. Dabei kann die Schuppenschicht zum Beispiel aufgrund fehlender Bausteine ihre Funktion nicht mehr erfüllen und das Haar nicht mehr ausreichend schützen. Kleine Schäden werden immer größer, bis das Haar sich spaltet und ein initial kleiner Riss in die Faserschicht oder das Haarmark hineinragt.

HAARGENAU:

FRIZZ VERSUS SPLISS

Unter Frizz versteht man abstehende Haare, die sich kräuseln und das Haar spröde und ungebändigt aussehen lassen. Das ist häufig die Folge, wenn die Schuppenschicht am Haar nicht eng anliegt und Feuchtigkeit verloren geht.

Beim Spliss hingegen ist das Haar irreparabel gespalten. Er entsteht an den Spitzen und kann verschieden aussehen. Gegen Spliss hilft nur die Schere.

Splissarten im Detail:

1. Die Kerze: Das Haar ähnelt einem Kerzendocht, der zunehmend dünner wird. Im Vorfeld kann die richtige Pflege helfen, die Feuchtigkeit zu erhalten und diese Art von Spliss erst gar nicht entstehen zu lassen.
2. Der Knoten: Bei lockigem oder Haartyp 4a bis 4c können sich kleine Knoten bilden, bei denen sich die Haarspitzen ineinander verfangen. Hier kann mit Conditioner und einem grobzinkigen Kamm präventiv viel erreicht werden.
3. Der Ast: Bei der häufigsten Form von Spliss teilen sich die Haarspitzen in zwei gleichmäßige Äste. Haarkuren und Conditioner können gegebenenfalls eine Verschlimmerung verhindern.

4. Der Dreizack: Fortgeschrittener Spliss, der wie eine Gabel oder ein Dreizack aussieht, spaltet das Haar in drei unterschiedlich dicke Enden auf. Ein Besuch beim Friseur ist hier unerlässlich.
5. Der Tannenbaum: Bei dieser Form hat sich der Spliss an mehreren Stellen im Haar ausgebreitet. In diesem Fall kann nur ein Friseur helfen, der die kaputten Spitzen großzügig schneidet. Künftig ist es dann wichtig, schädliche Einflüsse (Hitze, Reibung etc.) zu meiden, um das Haar zu schützen.

Egal ob 1 oder 5 – bei all diesen Formen ist die Schere nötig, denn selbst die beste Pflege kann die Haarspitzen nicht wieder reparieren, sondern nur vorbeugend wirksam sein.

Splissarten im Detail

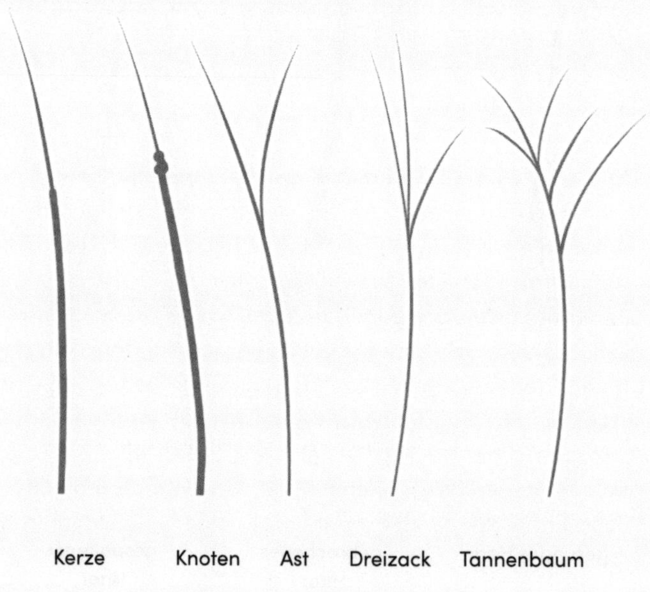

Haarschäden in der Übersicht

Was Sie in diesem Kapitel gelernt haben, können Sie gleich anwenden, denn jeder hat auf seinem Kopf irgendwo kaputte Haare. Wenn Sie die Abbildung betrachten, können Sie schnell ausfindig machen, ob Sie nun mehr gespaltene oder gebrochene Haare besitzen.

Ein Haar kann übrigens auch beide Schäden gleichzeitig aufweisen – einen Bruch weiter oben und eine Spaltung an der Haarspitze. Meist liegen die Haardefekte eher am unteren Ende des Haares und weit von der Haarwurzel entfernt.

Viel Spaß beim Suchen auf dem Kopf!

Gesundes Haar versus Haarschäden

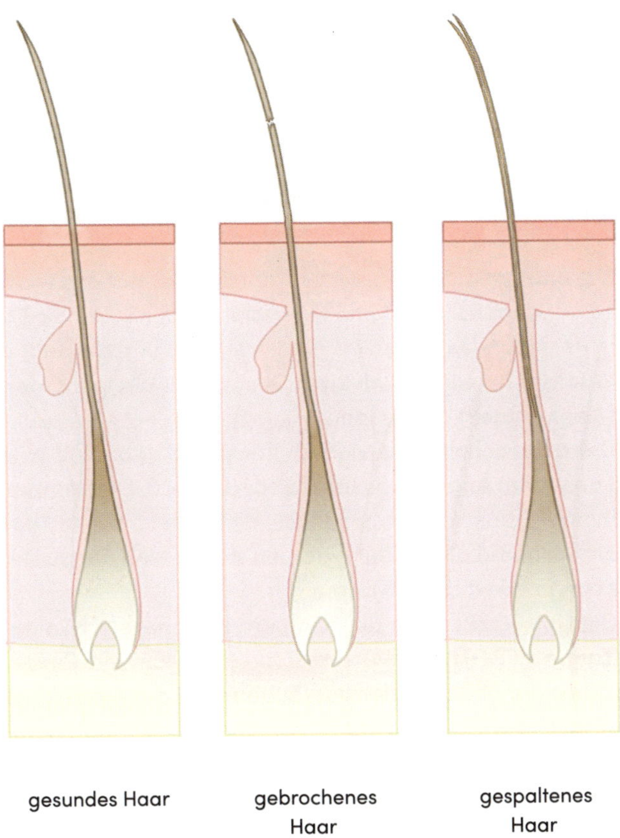

EXKURS:

WIMPERN UND AUGENBRAUEN

Wimpern – der perfekte Augenaufschlag

Der Augenaufschlag gilt seit jeher als eines der weiblichen Instrumente, um erfolgreich zu flirten. Wimpern, so könnte man sagen, sind also eine der wichtigsten Körperstellen, wenn es um unser Balzverhalten geht. Frauen ist das durchaus bewusst. Sie investieren morgens vor dem Spiegel oder wenn sie planen, auf Partnerjagd zu gehen, viel Zeit und Kosmetik in die Form und Länge der Wimpern. Doch damit reduziert der Mensch die Haare am Augenlid mal wieder nur auf die Ästhetik. Aus diesem Grund hat die Natur sie dem Menschen natürlich nicht eingerichtet. Die Hauptfunktion der Wimpern besteht nicht darin, erfolgreich flirten zu können, sondern das Auge vor Schmutz, Staub und anderen Fremdkörpern zu schützen. Darüber hinaus helfen sie, die Tränenflüssigkeit im Auge zu verteilen.

Die Anatomie der Wimpern ist ähnlich der der anderen Haare auf dem Körper. Wimpern bestehen aus einem Follikel, der in der Haut des Augenlids eingebettet ist und der Talg sowie Wachstumszellen produziert. Der Teil der Wimpern, den man sieht, besteht aus Keratin.

Der durchschnittliche Mensch hat etwa 150 bis 200 Wimpern an jedem Auge. Insgesamt also rund 400. Die Wimpern durchlaufen eine Wachstumsphase, die etwa 30 bis 45 Tage dauert. Während dieser Zeit wachsen sie auf eine durchschnittliche Länge von 8 bis 10 Millimetern.

Die Länge und Dicke der Wimpern ist genetisch bedingt und kann von Person zu Person unterschiedlich sein. Einige Menschen haben von Natur aus längere und dichtere Wimpern, während andere mit kürzeren und dünneren Wimpern leben müssen. Es gibt keine Möglichkeit, die Genetik der Wimpern zu ändern, und auch die Verwendung von Wimpernseren kann nur begrenzte Ergebnisse liefern. WIr können also nicht empfehlen, Unmengen von Geld dafür auszugeben.

Jedoch können Wimpern durch die Verwendung von Mascara oder durch Färben dichter und länger wirken. Im Trend sind derzeit auch Wimpernverlängerungen beziehungsweise -verdichtungen sowie das sogenannte Lash Lifting.

Einige Beautysalons haben sich in der letzten Zeit auf die Verdichtung oder Verlängerung von Wimpern spezialisiert. Dabei werden falsche Wimpern auf die natürlichen Wimpern aufgeklebt, um die Länge und das Volumen zu erhöhen.

Beim Lash Lifting werden die Wimpern mithilfe eines speziellen Silikonpads in die gewünschte Form gebracht und – ähnlich wie bei einer Dauerwelle – mit einer speziellen Lotion behandelt, um sie zu kräuseln und zu fixieren. Das Ergebnis hält in der Regel etwa sechs bis acht Wochen an, je nach individuellem Wimpernwachstum und Pflege. Nach einem Lash Lifting ist es in der Regel nicht erforderlich, eine Wimpernzange zu verwenden oder Mascara aufzutragen, da die Wimpern bereits einen schönen Schwung und Volumen haben. Jedoch können beim Auftragen der Chemikalien auf die Wimpern allergische Reaktionen und Reizungen im Bereich der Augen auftreten. Ebenso können Wimpern ausgerissen oder beschädigt werden, wenn das Lash Lifting nicht ordnungsgemäß durchgeführt wird.

Auch bei nicht chemisch behandelten Wimpern ist es jedoch völlig normal, dass hin und wieder eine Wimper ausfällt. Wer aufmerksam ist, kann regelmäßig lose Wimpern im eigenen Gesicht oder dem von anderen finden. Vielleicht kennen Sie diesen Brauch: Wer eine ausgefallene Wimper im Gesicht findet, darf diese wegpusten und sich etwas wünschen.

Es gibt jedoch Situationen, in denen vermehrt Wimpern ausfallen, wie zum Beispiel bei bestimmten Erkrankungen, falscher Pflege oder durch das übermäßige Reiben der Augen. Auch das Altern kann dazu führen, dass die Wimpern dünner und kürzer werden.

Um die Wimpern gesund zu halten, ist es wichtig, sie regelmäßig zu pflegen. Dazu gehört das Entfernen von Mascara und anderem Augen-Make-up am Abend, um Verklumpungen und Verstopfungen der Follikel zu vermeiden.

Wimpernseren werden oft als eine Möglichkeit beworben, das Wimpernwachstum zu fördern und die Wimpern länger sowie voller aussehen zu lassen. Diese Seren enthalten in der Regel Wirkstoffe, die aus Hormonen bestehen, wie zum Beispiel Prostaglandine. Diese Hormone kommen natürlicherweise im Körper vor und spielen eine wichtige Rolle bei der Regulierung von Entzündungen und Schmerzen. Wenn sie auf die Wimpernfollikel aufgetragen werden, können sie das Wimpernwachstum fördern, indem sie die Wachstumsphase der Wimpern verlängern und das Haarwachstum anregen. Dadurch können die Wimpern länger, dicker und voller aussehen.

Die Wirksamkeit von Prostaglandinen zur Förderung des Wimpernwachstums wurde eher zufällig entdeckt. Man gab dieses Hormon Patienten, die unter einem Glaukom, einer Erkrankung des Sehnervs, litten. Diese Patienten merkten, dass ihre Wimpern plötzlich länger und voller wurden. Seitdem wurden verschiedene Wimpernseren entwickelt und auf den Markt gebracht, die jedoch strengen gesetzlichen Vorschriften unterliegen und in einigen Ländern nur auf ärztliche Verschreibung erhältlich sind.

Es ist wichtig zu wissen, dass Wimpernseren mit Hormonen auch Risiken mit sich bringen können. Einige Studien haben gezeigt, dass die Anwendung von Prostaglandinen an den Augen zu unerwünschten Nebenwirkungen führen kann. Dazu zählen unter anderem juckende oder brennende Augen, kleine Punkte auf der Hornhaut, Kopfschmerzen, dunklere Haut um die Augen und allergische Reaktionen.

Augenbrauen – nicht nur zum Zupfen da

Augenbrauen sind ein charakteristisches Merkmal des Gesichtes und erfüllen, wie viele andere Haare rund um den Kopf, sowohl funktionale als auch ästhetische Zwecke, denn sie wirken wie eine natürliche Schutzbarriere für die Augen.

In der Evolution können Augenbrauen dazu beigetragen haben, das Eindringen von Schmutz und Schweiß in die Augen zu minimieren und damit gleichzeitig für einen klaren Blick zu sorgen. Überlebt hat also derjenige, der gute Brauen hatte und beim Kampf klar den Gegner sehen konnte. Damals wie heute spielen Augenbrauen aber vor allem auch eine wichtige Rolle bei der nonverbalen Kommunikation. Sie können Gefühle und Emotionen sehr gut ausdrücken.

Jede Augenbraue besteht aus etwa 250 bis 500 einzelnen Haaren. Die tatsächliche Anzahl kann von Person zu Person variieren. Es gibt gerade Augenbrauen, leicht gewölbte, hohe Bögen und andere Variationen. Die individuelle Form der Augenbrauen wird durch genetische Faktoren und persönliche Merkmale bestimmt. Und heute natürlich auch durch die Kosmetikerin.

Wenn Augenbrauen gezupft oder rasiert werden, wachsen sie normalerweise wieder nach. Allerdings kann das Nachwachsen einige Zeit in Anspruch nehmen. Es ist jedoch wichtig zu beachten, dass übermäßiges Zupfen oder wiederholtes Entfernen der Haare die Haarfollikel schädigen und das Nachwachsen der Augenbrauen beeinträchtigen kann.

Wer die Augenbrauen also früher zu einem dünnen Strich gezupft hat, hat heute oft Schwierigkeiten, wieder dichte Brauen zu bekommen, die ja gerade voll im Trend sind. Viele helfen daher mit Microblading nach, einer Technik des Permanent-Make-ups, bei der mit feinen Nadeln kleine Striche in die Haut geritzt und mit Pigmenten gefüllt werden, um den Eindruck von natürlichen Augenbrauenhaaren zu erzeugen. Diese Methode ermöglicht es, dünnere oder lückenhafte Augenbrauen aufzufüllen und ihnen eine definierte Form zu geben. Microblading birgt jedoch auch das Risiko einer allergischen Reaktion und sollte nur von einer gut ausgebildeten Fachkraft durchgeführt werden.

Eine andere Möglichkeit, dichtere Augenbrauen zu bekommen, ist, das sonst gegen den Haarausfall auf dem Kopf verwendete Minoxidil aufzutragen. Wer in eine »Brow Bar« geht, bekommt dort häufig ein Elixier zur Förderung des Augenbrauenwachstums angeboten, das diesen Wirkstoff enthält. Jedoch ist dabei Vorsicht geboten: Die Verwendung von Minoxidil für Augenbrauen ist eine »Off-Label-Anwendung«, was bedeutet, dass das Medikament ursprünglich nicht für diesen speziellen Zweck entwickelt wurde. Die Wirksamkeit und Sicherheit von Minoxidil für Augenbrauen ist nicht umfassend erforscht und bestätigt worden. Außerdem kann das Minoxidil Nebenwirkungen wie Hautreizungen, Rötungen oder Juckreiz hervorrufen. Da die Haut um die Augen besonders empfindlich ist, besteht dafür ein erhöhtes Risiko.

Apropos Brow Bar: Für alle, die diesen Begriff noch nie gehört haben – das ist eine Art Kosmetikstudio, das auf Augenbrauenbehandlungen spezialisiert ist. Der Schwerpunkt liegt dabei auf dem Styling, der Formgebung und der Pflege der Augenbrauen. Dazu gehören meist das Zupfen oder Wachsen, Färben, Trimmen und Formen der Augenbrauen, das Auftragen von Make-up auf die Augenbrauen sowie Beratungen zur optimalen Form und Pflege. Manche Brow Bars bieten auch zusätzliche Services wie Wimpernverlängerungen oder Augenbrauen-Extensions an.

Kapitel 3

HAARPFLEGE UND HAARKOSMETIK

DIE RICHTIGE PFLEGE – WORAUF ES ANKOMMT

Haarpflege – die Qual der Wahl

In diesem Kapitel geht es ums Eingemachte: nämlich um die richtige Pflege der Haare. Wir sind uns ganz sicher, jeder von Ihnen stand schon mal vor dem Drogerieregal, in dem ein Haar- oder Kopfhautpflegeprodukt neben das andere gereiht war, und hat sich gefragt: »Ja, was denn nun davon passt zu mir?« Und sicher ist auch jeder von Ihnen schon mal auf irgendeine Werbung reingefallen, die so klang, als könnte sie die ultimative Lösung für das eigene Problem auf dem Kopf sein – und nach spätestens fünf Haarwäschen war die Enttäuschung groß: alles beim Alten mit den Haaren.

Dabei fängt die Frage nach der richtigen Haarpflege nicht erst beim Griff zum Shampoo an, sondern beginnt mit dem täglichen Kämmen, der passenden Bürste und dem richtigen Haargummi.

Wir versprechen Ihnen, wenn Sie dieses Kapitel gelesen haben, dann sind Sie nicht mehr ratlos, wenn Sie mal wieder die Drogerie betreten. Und im Werbespot können Damen noch so schön ihre Haare durch die Luft wirbeln, Sie fallen auf nichts mehr rein. Hier lesen Sie nämlich gleich, wie Sie schon mit einem kurzen Blick erkennen können, ob ein Produkt für Sie geeignet ist.

Shampoo, Spülung, Kur – ja was denn nur?

Die Palette der Haarpflegeprodukte ist genau so vielfältig wie ihre Konsistenz. Von sehr fettigen Produkten wie Haaröl kann sie über Spülungen, Haarseren, Shampoos und verschiedenen Kuren bis hin zu Haarwasser reichen. Doch bevor man sich mit den Vor- und Nachteilen der einzelnen Produkte beschäftigt und der Frage: Was passt zu mir?, hilft es, den groben Aufbau von Pflegeprodukten verstanden zu haben. Das Ganze ist auch gar nicht so kompliziert, wie man vielleicht denken mag, denn alle Pflegeprodukte bestehen aus mindestens zwei der immer gleichen drei Komponenten: Fette, Feststoffe und Wasser. Dabei bestimmt das jeweilige Verhältnis dieser Komponenten zueinander die Konsistenz und somit auch die Wirkung der verschiedenen Produkte.

Fettige Haarpflege, wie beispielsweise Haaröl, begünstigt die schützende Fettschicht um die Haare, wohingegen wässrige Produkte wie Haarwasser den Haaren Feuchtigkeit spenden sollen. Neben der Konsistenz spielen dann natürlich noch die Inhaltsstoffe eine entscheidende Rolle bei der Wirkung der Produkte, dazu aber bald mehr.

Haarpflegeprodukte können auf unterschiedliche Schichten des Haares wirken, abhängig von ihren Inhaltsstoffen und ihrer Funktion. Grundsätzlich können wir zwischen Pflegeprodukten unterscheiden, die auf die Schuppenschicht des Haares wirken, und solchen, die auf die Faserschicht des Haares wirken.

Pflegeprodukte, die auf die Schuppenschicht des Haares wirken, enthalten oft Inhaltsstoffe wie Proteine oder feuchtigkeitsspendende Wirkstoffe. Diese können helfen, die Schuppenschicht des Haares zu glätten und zu versiegeln, was das Haar glänzender und geschmeidiger macht. Beispiele für solche Produkte sind Pflegespülungen, Haarmasken, Haaröle und Leave-in-Conditioner.

Pflegeprodukte, die auf die Faserschicht des Haares wirken, enthalten oft Inhaltsstoffe wie Keratin, Kollagen oder Panthenol. Diese sollen helfen, das Haar zu stärken und zu reparieren, indem sie die Fasern im Inneren des Haares auffüllen. Meistens muss dafür die Schuppenschicht erst geöffnet werden, damit die Inhaltsstoffe bis in die Faserschicht eindringen. Dies vermögen nur die wenigsten Produkte und ist auch immer ein zweischneidiges Schwert, da es die Haare mehr strapaziert als pflegt.

Shampoo

Unsere Erwartung an ein Shampoo? Klar, es soll die Haare sauber machen. Im besten Fall soll es auch noch einen cremigen Schaum bilden, gut riechen und bitte möglichst bei Kontakt mit den Augen und der Haut nicht brennen.
Um die Kopfhaut gründlich zu reinigen, beinhalten die meisten Shampoos sogenannte Tenside. Das sind chemische Substanzen, die die Oberflächenspannungen zwischen beispielsweise Fetten und Wasser auflösen können. So ermöglichen sie, dass sich Schmutz oder überschüssiges Fett von den Haaren beim Waschen mit Wasser löst und abgespült werden kann.

Neben Tensiden weisen Shampoos auch verschiedene Arten von Pflegestoffen auf, wie zum Beispiel Aminosäuren. Diese sollen die elektrischen Ladungen zwischen den einzelnen Haaren verringern und dafür sorgen, dass die Haare nach dem Waschen besser kämmbar sind und nicht verknoten. Fast alle Shampoos enthalten außerdem Duftstoffe, um dem Haar einen angenehmen Geruch zu verleihen. Diese Duftstoffe sind übrigens eines der größten Unterscheidungsmerkmale bei den Shampoos. Mittlerweile gibt es wirklich für jeden Geschmack etwas: Erdbeere, Vanille, Rose oder Lavendel.

Wenn man eine geschädigte oder sehr empfindliche Kopfhaut hat, sollte man grundsätzlich eher zu milden Shampoos greifen. Diese enthalten im Gegensatz zu »starken Shampoos« keine Silikone, Parabene oder Sulfate, die empfindliche Haare zusätzlich strapazieren könnten, und sorgen dafür, dass der pH-Wert der Kopfhaut nicht aus dem Gleichgewicht gerät. Für Allergiker und Menschen mit besonders empfindlichen Haaren oder empfindlicher Kopfhaut gibt es spezielle Allergiker-Shampoos. Diese verzichten bewusst auf Duftstoffe, Konservierungsmittel und reizende Inhaltsstoffe wie Sulfate oder Parabene.

Wer von trockenen Haaren betroffen ist und zu Spliss neigt, sollte ebenfalls milde und feuchtigkeitsspendende Shampoos verwenden und Sulfate oder Alkohol vermeiden, die das Haar weiter austrocknen können. Stattdessen sollte er Shampoos auftragen, die speziell für trockenes Haar formuliert sind und feuchtigkeitsspendende Inhaltsstoffe wie Panthenol, Glycerin oder Arganöl enthalten.

Anti-Schuppen-Shampoos beinhalten in der Regel entzündungshemmende und Anti-Pilz-Stoffe, um die Schuppenbildung zu reduzieren und die Kopfhaut zu beruhigen. Man sieht hier schon: Auf die Inhaltsstoffe kommt es an. Deshalb haben wir weiter hinten im Buch ein Extrakapitel dazu geschrieben.

Haarspülung

Eine Haarspülung, auch Conditioner genannt, ist ein Pflegeprodukt, das nach dem Shampoonieren auf die Haarlängen aufgetragen wird. Sie dient dazu, das Haar zu pflegen, zu entwirren und zu glätten. Spülungen haben aufgrund ihres sauren pH-Wertes einen adstringierenden, also zusammenziehenden Effekt auf die Schuppenschicht des Haares. Das funktioniert, indem der saure pH-Wert der Spülung dabei hilft, die negativ geladenen Schuppen der äußeren Haarschicht zu schließen. Auf diese Weise wird das Eindringen von Feuchtigkeit und Nährstoffen ins Haar begünstigt, während das Austreten von Feuchtigkeit reduziert wird. Die Pflegespülung enthält neben dem sauren pH-Wert Nährstoffe, Proteine und Feuchtigkeit, die damit ins Haar eingeschlossen werden. Dies kann dazu beitragen, das Haar vor Trockenheit, Brüchigkeit und Schäden zu schützen, was zu weniger Spliss und Haarbruch sowie zu glänzenderem und gesünderem Haar führen kann.

Ein weiterer Vorteil des adstringierenden Effektes von Haarspülungen ist, dass er dazu beitragen kann, die Farbe von gefärbtem Haar zu erhalten. Durch das Schließen der Schuppenschicht wird die Farbe besser eingeschlossen, wodurch die Haarfarbe länger lebendig und glänzend bleibt.

Es ist aber wichtig zu beachten, dass nicht alle Haarspülungen den gleichen sauren pH-Wert aufweisen. Daher ist es ratsam, eine Spülung zu wählen, die speziell für den individuellen Haartyp und dessen Bedürfnisse entwickelt wurde.

HAARGENAU:

WIE OFT HAARE WASCHEN?

Sicherlich haben Sie sich auch schon mal gefragt, wie oft man seine Haare eigentlich waschen sollte. Die Antwort ist gar nicht so einfach, denn es kommt sehr auf den jeweiligen Haartyp an.

Bei besonders fettigen Haaren empfiehlt es sich, die Haare täglich oder jeden zweiten Tag zu waschen. Wenn Sie mal nicht genug Zeit zum Waschen haben, kann Trockenshampoo bei besonders fettigen Haaren ab und zu eine kleine Abhilfe schaffen, damit die Haare nicht so fettig wirken.

Trockene Haare hingegen haben nicht besonders viel Talg, weshalb man sie nur etwa jeden zweiten oder dritten Tag waschen sollte. Wenn man sie zu häufig wäscht, kann die schützende Talgschicht nicht bis in die Haarspitzen vordringen, und die Haare können brüchig und spröde werden.

Lockiges oder krauses Haar sollte nach Möglichkeit sogar nur ein- bis zweimal pro Woche gewaschen werden, weil der Talg es sonst nicht bis in die Spitzen der dichten Haare schafft.

Wenn Menschen mit lockigem oder krausem Haar jedoch an einem Tag besonders viel schweißtreibenden Sport getrieben haben oder für die Haare besonders viele Stylingprodukte benutzt haben, können sie die Haare natürlich trotzdem mit einem sehr milden Shampoo (z. B. für Babys) reinigen.

Generell gilt: Bitte die Haare nicht zu heiß waschen! Durch zu heißes Wasser werden mehr natürliche Fette von der Kopfhaut und den Haaren entfernt, als gesund ist. Das kann die Neigung zu trockenem, sprödem Haar verstärken. Andererseits kann heißes Wasser bei schnell fettendem Haar die Talgdrüsen dazu anregen, mehr Talg zu produzieren, was zu fettigem Haar führen kann. Last but not least verblasst die Farbe bei gefärbten Haaren bei heißem Wasser schneller, da es die Farbmoleküle herauslöst.

Effekt einer Spülung mit Conditioner

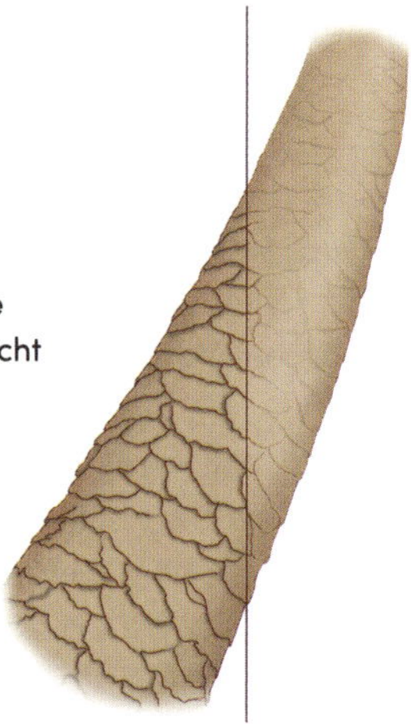

Es gibt verschiedene Arten von Spülungen, wie zum Beispiel für trockenes, strapaziertes Haar oder für coloriertes Haar. Auch gibt es Spülungen, die speziell für Locken oder feines Haar entwickelt wurden.

Die Anwendung ist in der Regel einfach: nach dem Shampoonieren gleichmäßig auf das nasse Haar auftragen und ein bis zwei Minuten einwirken lassen, anschließend gründlich ausspülen. Es wird empfohlen, die Spülung nicht zu oft anzuwenden, da das Haar sonst überpflegt werden kann.
Bei einer »Leave-in-Spülung« wird das Produkt auf das gewaschene, nasse Haar aufgetragen und nicht wieder ausgespült. Die Produkte sind in der Regel mit dem Begriff »Leave-in« gekennzeichnet. Ein Sprühconditioner oder eine Leave-in-Spülung sollten die normale Spülung nicht ersetzen, sondern zusätzlich verwendet werden.

Die CWC-Methode (Conditioner-Washing-Conditioner) ist eine Methode für die Haarwäsche, bei der man zuerst eine kleine Menge Conditioner auf das noch trockene Haar aufträgt. Anschließend wird das Haar mit Wasser nass gemacht und der Conditioner ausgespült. Danach wird erneut eine kleine Menge Conditioner aufgetragen. Diese lässt man nun einige Minuten einwirken, bevor sie gründlich ausgespült wird. Die Methode soll dabei helfen, das Haar schonend zu reinigen und gleichzeitig zu pflegen. Insbesondere für Menschen mit lockigem oder trockenem Haar kann sie hilfreich sein, da sie das Haar vor dem Austrocknen durch Shampoo schützt und ihm gleichzeitig Feuchtigkeit zuführt. Allerdings kann diese Methode auch dazu führen, dass sich Produktreste im

Haar ansammeln, wenn der Conditioner nicht vollständig ausgewaschen wird. Es ist daher wichtig, die CWC-Methode nicht zu oft anzuwenden und auf die Bedürfnisse des individuellen Haartyps abzustimmen.

Haarkur

Haarkuren sollen die Haare pflegen, sie vor Schäden wie beispielsweise Austrocknung, vor UV-Licht oder Hitze schützen und sie generell gesünder erscheinen lassen. Je nach Produkt sollen sie bei jeder zweiten oder dritten Haarwäsche angewendet werden.

Bei Haarkuren gibt es eine große Auswahl an verschiedenen Produkten, die sich in ihrer Anwendung und Konsistenz unterscheiden. Es gibt beispielsweise Haarkur-Sprays, Haarbutter, Haarmilch oder Haarmasken. Je nach Haartyp sollte man zu einer anderen Haarkur greifen. Bei trockenen Haaren sollte die Kur beispielsweise Feuchtigkeit spenden und kann auch gerne etwas fettiger sein. Hier eignen sich beispielsweise Haarbutter oder Haarmilch, die einen hohen Fettgehalt haben.

Vor allem krauses und lockiges Haar neigt dazu, trocken zu sein. Deshalb hilft auch hier eine reichhaltige, eher fettige Haarkur mit beispielsweise Avocadoölen.

Beachten Sie, dass die Haarkur keinen Ersatz zur Spülung darstellt. Die Haarkur (ebenso auch Haarmasken) öffnen die Schuppenschicht und lassen das Haar aufquellen. Daher ist eine anschließende Spülung ratsam, um die Schuppenschicht zu schließen. Damit versiegelt die Spülung die Pflege der Haarkur.

Die Reihenfolge lautet also: Shampoo – Haarmaske oder Haarkur – Conditioner.

Haarwasser

Haarwasser war für eine längere Zeit aus dem Rampenlicht verschwunden, genießt aber mittlerweile wieder größer werdende Beliebtheit, besonders bei Männern. Der Name Haarwasser ist genau genommen nicht richtig, da es auf die Haarwurzeln und nicht auf die Haare selbst aufgetragen wird. Es müsste also Haarwurzelwasser heißen, das klingt aber natürlich nicht so prickelnd.

Da es nur für die Kopfhaut bestimmt ist, ist die Anwendung von Haarwasser etwas schwieriger als die von anderen Pflegeprodukten. Idealerweise sollte es dann aufgetragen werden, wenn die Haare nass sind, damit das Haarwasser möglichst von der Kopfhaut, auf der es hinunterfließt, aufgenommen wird und nicht von den Haaren. Sie kennen das vielleicht vom Regen. Kommen Sie in einen Schauer, saugen die Haare zuerst viel Wasser auf, bevor sie so nass sind, dass der Regen auch die Kopfhaut erreicht.

Bevor das Produkt mit der Sprühflasche oder Pipette, in der es verkauft wird, auf die Kopfhaut aufgetragen wird, sollte man die Haare abschnittsweise scheiteln. Hat man alle Stellen erreicht, massiert man das Haarwasser in die Kopfhaut ein und lässt es je nach Produkt mehrere Minuten oder Stunden einwirken.

Haarwasser enthält meist Alkohol und je nach Produkt diverse andere Inhaltsstoffe. Je höher der Alkoholgehalt ist, desto austrocknender wirkt es auf die Kopfhaut. Das kann bei besonders fettigen Haaren ein gewünschter Effekt sein, bei ohnehin schon trockener oder gereizter Kopfhaut hingegen sollte man nur zu Haarwasser mit einem geringen Alkoholgehalt greifen.

Als wirksame Inhaltsstoffe nutzt man beispielsweise Koffein oder das Medikament Minoxidil, welches wir schon von der Behandlung des erblich bedingten Haarausfalles kennen. Es soll die Durchblutung der Haarwurzeln verstärken und somit die Nährstoffversorgung der Haare verbessern. Auch Koffein soll auf diese Weise das Haarwachstum anregen. Die Wirkung von Minoxidil ist jedoch am besten erforscht.

Bei trockener oder juckender Kopfhaut greift man gerne zu Inhaltsstoffen wie Brennnessel oder Harnstoff. Sie sollen die Kopfhaut beruhigen und zusätzlich Feuchtigkeit spenden. Auch Teebaumöl soll Kopfhautreizungen entgegenwirken und die Durchblutung der Haarwurzeln fördern. Ähnlich wie Alkohol wirkt es desinfizierend und kann so mögliche Infektionen durch schädliche Erreger verhindern.

Bei Haarwassern unterscheidet man zwischen medizinischen und kosmetischen Produkten. Medizinisches Haarwasser nutzt man nach ärztlicher Anweisung gezielt zur Behandlung von beispielsweise Haarausfall, schuppiger Kopfhaut oder auch der Schuppenflechte. Es sollte nur in der verschriebenen Dosis verwendet werden. Kosmetisches Haarwasser, das in Drogerien gekauft werden kann, ist hingegen meist auch für den täglichen Gebrauch geeignet.

Haarserum

Das Haarserum gehört zu den konzentrierten Pflegeprodukten, die man nach der Anwendung nicht aus den Haaren auswaschen muss. Je nach Produkt sollte es mehrmals pro Woche oder sogar täglich genutzt werden. Zur Anwendung verteilt man eine kleine Menge in den Händen und massiert es dann in die trockenen Haare und die Kopfhaut ein.

Haarserum enthält je nach Produkt verschiedene Öle, Vitamin-B-Komplexe, Koffein oder andere Inhaltsstoffe. Ähnlich wie bei Haarwasser soll das Koffein auch hier die Durchblutung der Kopfhaut verbessern und so zu gesünderem Haarwachstum führen. Inhaltsstoffe wie hochwertige Pflanzenöle oder Glycerin sollen das Haar gesünder erscheinen lassen und den Haaren Feuchtigkeit spenden.

Die verschiedenen Öle legen sich wie eine dünne Schutzschicht um die Haare und pflegen das Haar in Kombination mit verschiedenen Vitaminen. Bei Styling mit Hitze wie beim Föhnen, der Verwendung von Lockenstäben oder Glätteisen kann ein Haarserum helfen, das Haar vor Schäden durch die Hitze zu schützen.

Haarseren spenden dem Haar also nicht nur wertvolle Nährstoffe, sondern pflegen und schützen es auch zusätzlich und lassen es so oft deutlich gesünder wirken. Reparieren kann aber auch ein Haarserum nicht, und daher ist der Effekt meist nur von kurzer Dauer – bis zur nächsten Haarwäsche.

HAARGENAU:

GLÄTTEISEN

Wer seine Haare gerne offen trägt, glättet sie vielleicht häufig, damit sie schön fallen. Doch auch mit dem Glätteisen ist Vorsicht geboten. Das Glätteisen erhitzt die Haare und zwingt sie so, entgegen ihrer vorher lockigen Form, ganz gerade und glatt zu sein. Das funktioniert zwar in der Regel gut, die übermäßige Hitze ist für die Haare aber auf Dauer nicht gesund. Werden die Haare zu oft zu heiß geglättet, trocknen sie aus und können durch kleine Belastungen wie das Bürsten brechen. Heben Sie sich das Glätten also für besondere Anlässe auf, und verwenden Sie ein Hitzeschutzspray oder eine -creme, die speziell dafür entwickelt wurden, das Haar vor den schädlichen Auswirkungen von Hitze zu schützen.

Auf keinen Fall sollten Haare mit dem Glätteisen geglättet werden, wenn zuvor ein Haaröl hineingegeben wurde. Denn das Öl würde in Verbindung mit der Hitze verdampfen oder verbrennen, was zu unangenehmen Gerüchen und zu Beschädigungen des Haares führen kann. Zudem kann die Kombination aus Hitze und Haaröl das Haar zusätzlich austrocknen und es spröde machen. Es gibt jedoch spezielle Produkte, die Öl enthalten und dennoch aufgrund ihrer Zusammensetzung mit zusätzlichen Inhaltsstoffen als Hitzeschutz geeignet sind.

HAARGENAU:

HAARE TROCKNEN

Nach dem Haarewaschen stellt sich besonders bei langen Haaren die Frage: föhnen oder doch lieber lufttrocknen? Und wenn man föhnt, wie kann man die Haare dabei am besten schonen? Studien haben gezeigt, dass beide Verfahren den Haaren mikroskopisch kleine Schäden zufügen können. Besonders heißes und langes Föhnen trocknet die Haare stark aus und macht sie anfälliger für Haarbruch. Um die Haare möglichst schonend zu trocknen, sollte man sie mit geringer Hitze im Abstand von etwa 15 Zentimetern (etwa so viel wie eine Handlänge) gleichmäßig föhnen.

Beim Lufttrocknen bleiben besonders lange Haare meist für ein bis zwei Stunden relativ feucht, was die Haarstruktur auf Dauer ebenfalls schädigen kann. Im Vergleich zum Föhnen ist es aber schonender für die Haare.

Es empfiehlt sich also, die Haare bei Zeitstress schonend zu föhnen und ansonsten an der Luft trocknen zu lassen.

Eine weitere Möglichkeit, die Haare schonend zu trocknen, ist eine Trockenhaube wie man sie aus alten Filmen mit Frauen im Friseursalon kennt. Solche Trockenhauben gibt es heute auch für den privaten Haushalt. Sie trocknen die Haare schonend und indirekt ohne starken Luftstrom.

Der Handtuch-Tipp:

Normale Handtücher sind locker gewebt, sodass die Haare und Haarspitzen in den Schlaufen reiben oder leicht hängen bleiben können. Haarbruch und Spliss können die Folge sein. Deutlich geeigneter sind glattere Strukturen, etwa ein Mikrofaser-Handtuch oder ein T-Shirt. Am besten, man nutzt ein klassisches Handtuch zum »Auswringen« der Haare ohne Reibung und wechselt dann auf eines der oben beschriebenen Alternativmaterialien.

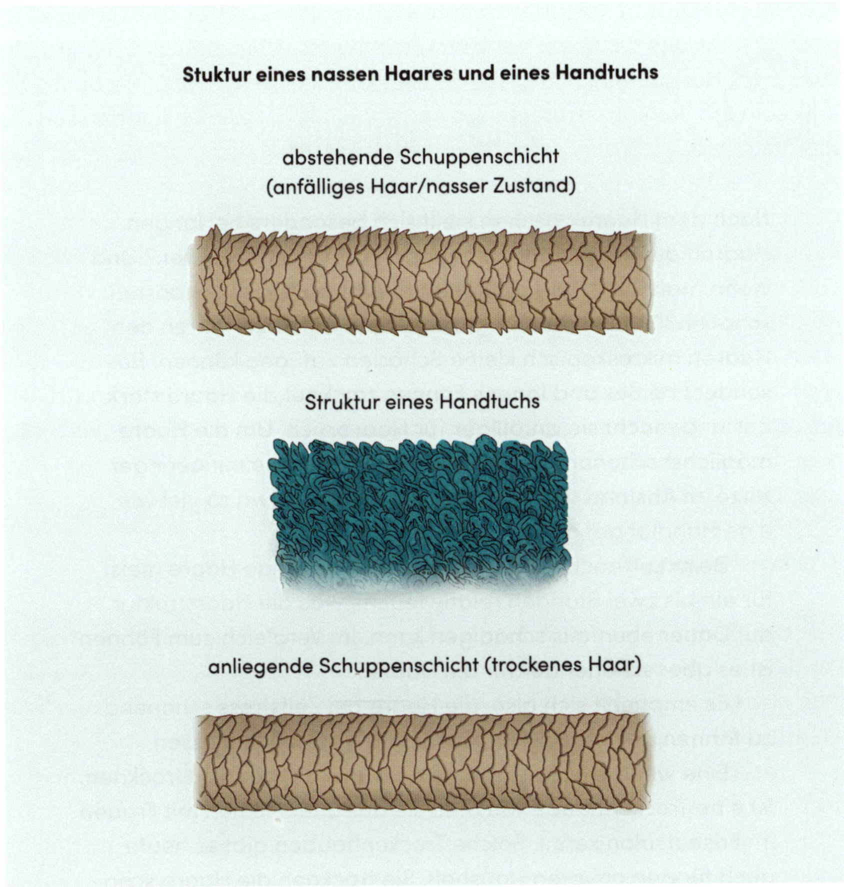

Stuktur eines nassen Haares und eines Handtuchs

Haaröl

Durch seinen hohen Fettgehalt eignet sich Haaröl besonders gut für die Behandlung von trockenem Haar. Idealerweise wird das Öl unmittelbar nach dem Haarewaschen auftragen. Es legt sich wie eine schützende Schicht um die Haare und soll sie vor Umwelteinflüssen wie Hitze, Kälte oder UV-Strahlung schützen. Bei einer geschädigten und porösen Schuppenschicht der Haare sollen sich die Öle zwischen die Haarzellen legen und das Haar somit regelrecht versiegeln. Dadurch sollen die Haaröle auch Spliss vorbeugen können.

Um die Feuchtigkeit krauser Haare zu erhalten und Spliss vorzubeugen, sind leichte Öle wie zum Beispiel Bio-Arganöl zu empfehlen. Aber auch Kokosöl eignet sich sehr gut, da es das Haar nicht beschwert.

Kokosöl enthält wertvolle Inhaltsstoffe wie Vitamin E, das als natürliches Antioxidans wirkt und die Haare vor Umwelteinflüssen schützt. Auch Schuppenbildung oder Haarausfall können durch Kokosöl gemindert werden. Denn die im Kokosöl enthaltene Laurinsäure hat antivirale, antifungale und antibakterielle Eigenschaften, wirkt also gegen Viren, Pilze und Bakterien. Außerdem zieht es gut in die Kopfhaut ein, versorgt so die Haarfollikel mit Nährstoffen und regt die Durchblutung der Kopfhaut an. Der hohe Anteil an gesättigten Fettsäuren führt dazu, dass Kokosöl nicht in die Haare einzieht, sondern sich wie ein schützender Film um die Haare legt. Aus diesem Grund fühlen sich die Haare nach einer Behandlung mit Kokosnussöl weich und geschmeidig an. Jedoch ist es ohne vorige Haarkur auf trockenem Haar nicht ohne Weiteres zu empfehlen. Denn trockenes Haar benötigt Feuchtigkeit. Diese kann nicht ins Haar eindringen, wenn sich das Kokosöl wie ein Schutzschild um das Haar legt. Für eine langfristige Verbesserung der Haarstruktur führen feuchtigkeitsspendende Haarkuren vor dem Auftragen von Haaröl zu besserem Erfolg.

Trockenshampoo

Bestimmt kennen Sie es auch: Man wacht morgens auf, steht mit fettigen Haaren vor dem Spiegel und ärgert sich, dass man mal wieder keine Zeit hat, um sich jetzt noch die Haare zu waschen. Viele Menschen greifen dann gerne zum Trockenshampoo, aber wissen Sie eigentlich, wie es funktioniert?

Trockenshampoo besteht meist aus einem Pulver mit pflanzlicher Stärke. Dafür wird besonders gerne Hafer, Mais oder Reis genutzt. Die Stärke kann den fettigen Talg der Haare aufnehmen und neutralisieren. Nach der Anwendung wirken die Haare deshalb wieder frisch und sauber.

Doch hier liegt auch die Tücke des Trockenshampoos, denn es reinigt die Haare nicht wie ein normales Shampoo, sondern kaschiert nur die fettigen Haare.

Weil auch das beste Trockenshampoo einen Film auf der Kopfhaut hinterlässt, der auf Dauer reizend wirken kann, sollte man die Haare spätestens vor dem Schlafengehen am Abend des Nutzungstags noch einmal kurz waschen.

Der Hauptvorteil des Trockenshampoos liegt, abgesehen von der schnellen Hilfe am Morgen bei fettigen Haaren, darin, dass man diese seltener waschen muss. Zu häufiges Waschen reizt die Kopfhaut und trocknet sie auf Dauer aus. Dennoch sollte das Trockenshampoo eher eine Notlösung bleiben, denn es kann bei übermäßigem Gebrauch ebenfalls das Haar strapazieren und möglicherweise – je nach Inhaltsstoffen – zu Schäden führen.

EXKURS:

PFLEGETRENDS – WAS IST GERADE »IN«?

Skinification

Der Haarpflege-Trend Skinification bezieht sich darauf, die Prinzipien der Hautpflege auf die Haarpflege anzuwenden. Frei nach dem Motto: Was der Haut nicht schadet, tut auch den Haaren gut.

Dabei werden milde, hautfreundliche Inhaltsstoffe wie Ceramide, Hyaluronsäure und Probiotika angewendet, die dazu beitragen sollen, das Haar zu stärken und zu pflegen. Ceramid-Verbindungen sollen dabei die natürliche Kittsubstanz der Haare nachbilden. Das Haar soll so vor Schädigung geschützt werden.

Keratinglättung

Eine Keratinglättung, auch Brazilian Blowout genannt, ist eine chemische Behandlung, bei der das Haar mit Keratin behandelt wird, um es glatter und geschmeidiger zu machen. Während der Keratinglättung wird das Haar mit einer Lösung behandelt, die Keratin und andere Chemikalien enthält. Das Haar wird dann mit einem Glätteisen geglättet, um das Keratin zu aktivieren und das Haar zu versiegeln.

Anders, als man glauben könnte, ist die Keratinbehandlung nicht gesund für die Haare, denn die Chemikalien sowie die Hitze beim Glätten können die Haare belasten und schädigen. Außerdem kann es zu einer allergischen Reaktion kommen. Eine Keratinglättung ist darüber hinaus relativ teuer und hält nur einige Monate, dann muss sie wiederholt werden.

Haarbotox

Beim sogenannten Haarbotox werden dem Haar spezielle Inhaltsstoffe zugeführt, um es zu glätten, zu stärken und ihm mehr Glanz zu verleihen. Der Name »Botox« ist dabei lediglich ein Marketingschlagwort und hat nichts mit dem bekannten Botulinumtoxin zu tun, das in die Haut gespritzt wird.

Bei der Haarbotox-Behandlung wird eine Mischung aus verschiedenen Proteinen, wie zum Beispiel Keratin, Kollagen, Hyaluronsäure und anderen nährstoffreichen Inhaltsstoffen, aufs Haar aufgetragen, um es von innen zu reparieren und zu stärken. Die Behandlung soll das Haar glatter und glänzender machen, indem sie das Haar mit Feuchtigkeit versorgt und ihm mehr Volumen verleiht.

Im Gegensatz zur Keratinglättung ist Haarbotox eine weniger schädigende Anwendung. Es ist jedoch teuer und benötigt eine regelmäßige Wiederholung, damit der Effekt erhalten bleibt.

Ionentechnologie

Die Ionentechnologie wird in vielen modernen Haartrocknern, Glätteisen und Lockenstäben eingesetzt. Die Technologie basiert darauf, dass Ionen (positiv oder negativ geladene Teilchen) freigesetzt werden, um das Haar zu behandeln.

Negative Ionen sollen dabei helfen, das Haar zu glätten und zu entwirren. Sie haben auch die Fähigkeit, Feuchtigkeit in das Haar zu ziehen, was dazu beiträgt, dass das Haar glänzender und gesünder aussieht.

Positive Ionen sollen helfen, das Haar zu kräuseln und zu stylen. Sie haben auch die Fähigkeit, Feuchtigkeit aus dem Haar zu ziehen, was dazu beiträgt, dass das Haar schneller trocknet.

Insgesamt soll die Ionentechnologie dabei helfen, Haare schonender zu stylen und sie vor Hitzeschäden zu schützen, indem sie die Trocknungszeit verkürzt. Aber auch bei diesem

Trend gilt: Der Effekt ist nur marginal – krauses und lockiges Haar wird auf Dauer trotzdem nicht glatter.

Individualisierte Pflegeprodukte

Es gibt zunehmend Unternehmen, die anbieten, Pflegeprodukte individuell für das Haar des einzelnen Kunden zu entwerfen, indem sie dessen Haarstruktur untersuchen. Davon ist abzuraten, es gibt keine Studien, die die Wirkung bestätigen. Meist steckt dahinter zumindest im Moment noch viel Geldmacherei. Denn die Kopfhautstruktur eines jeden Menschen kann sich von Tag zu Tag ändern, und dann kann das Ergebnis vom Tag zuvor schon nicht mehr wirken. Ein Beispiel: Waren die Haare bei der Entnahme zur Probe frisch gewaschen, haben sie wenig Talg. Ist das Waschen etwas her, sind sie fettiger.

Hair Oiling

Ein weiterer Trend, der die Beauty-Welt erobert, ist das sogenannte Hair Oiling. Dazu werden wertvolle Öle aufgetragen, um das Haar zu nähren, zu stärken und ihm Glanz zu verleihen.

Durch die Verwendung von Rosmarinöl soll dabei sogar das Haarwachstum angeregt werden (es gibt dazu allerdings keine aussagekräftigen Studien).

Die Anwendung ist relativ einfach. Vor dem Haarewaschen wird eine Mischung aus circa acht bis zehn Tropfen Rosmarinöl zusammen mit zwei Esslöffeln eines Trägeröls (Argan-, Jojoba- oder Olivenöl) sanft in die Kopfhaut einmassiert. Durch die Kopfhautmassage werden die Inhaltsstoffe besser aufgenommen. Nach zwei bis drei Stunden Einwirkzeit wird das Haar gründlich mit Shampoo gewaschen, um überschüssiges Öl zu entfernen.

INHALTSSTOFFE UNTER DIE LUPE GENOMMEN

Außen hui, innen pfui

Jetzt haben Sie schon die wichtigsten Haarpflegeprodukte kennengelernt. Generell können Sie ruhig sehr viele von diesen Produkten einmal ausprobieren und selbst schauen, was am besten bei Ihren Haaren wirkt. Was Sie beim wilden Ausprobieren von Produkten aber nicht vergessen sollten, ist, die Inhaltsstoffe zu beachten.

Damit Sie beim nächsten Blick auf die Verpackung nicht verzweifeln, nehmen wir die wichtigsten Inhaltsstoffe unter die Lupe.

Silikone

Von Silikonen hat bestimmt schon jeder einmal gehört. Sie sind ein sehr häufig verwendeter Inhaltsstoff diverser Haut- und Haarpflegeprodukte und versprechen vielfältige, pflegende Wirkungen. Jedoch stehen sie auch in der Kritik, in manchen Fällen schädlich für Haut, Haare und auch die Umwelt zu sein.

Fangen wir zunächst mit den Grundlagen an: Silikone sind synthetische Stoffe, sogenannte Polymere, die meist aus Erdöl hergestellt werden. Ob ein Produkt Silikone enthält, erkennt man an der Liste der Inhaltsstoffe: Sie verbergen sich, wenn sie nicht direkt als Silikone gekennzeichnet sind, meist hinter Inhaltsstoffen mit den Endungen »-cone« oder »-xane«. Beispiele dafür sind Methicone, Polysiloxane oder Dimethicone.

In der Kosmetik nutzt man sie als günstige Alternative zu hochwertigen pflanzlichen Ölen. Silikone sollen die Haarstruktur glätten und verschließen, um das Haar vor Austrocknung und schädlichen Umwelteinflüssen zu schützen. So sollen die Haare geschmeidiger und gesünder wirken.

Doch dieser regelrechte Verschluss der Haare durch Silikone ist ein zweischneidiges Schwert. Verwendet man Silikone, werden die einzelnen Haare wie mit einer Frischhaltefolie eingepackt. Es geht zwar nichts mehr raus, aber dafür auch kaum noch etwas rein. Feuchtigkeit und Pflegestoffe können das Haar kaum noch erreichen. Auf Dauer trocknen die Haare so aus und werden immer spröder. Auch die Haut wird von Silikonen in Cremes regelrecht verschlossen, was Hautunreinheiten und Akne begünstigen kann.

Zwar werden die Silikone bei der nächsten gründlichen Wäsche wieder von den Haaren und der Kopfhaut entfernt, bis dahin bleibt jedoch alles verschlossen. Bei den Silikonen kann zwischen wasserlöslichen, bedingt wasserlöslichen und nicht wasserlöslichen unterschieden werden: Wasserlösliche Silikone lassen sich mit Wasser auswaschen und können daher leichter wieder aus dem Haar entfernt werden. Sie hinterlassen keine aufgebauten Ablagerungen auf dem Haar. Ein Beispiel für ein wasserlösliches Silikon ist Dimethicone Copolyol oder Polysiloxane (siehe auch die Tabelle).

Nicht wasserlösliche Silikone hingegen sind Silikone, die sich nicht leicht in Wasser auflösen oder abwaschen lassen. Sie werden oft als »nicht auswaschbare« Silikone bezeichnet. Diese Silikone können eine Art Schutzschicht um das Haar bilden, aber auch zu einer Produktansammlung führen, die das Haar beschwert und stumpf aussehen lassen kann.

Nicht nur die Haut, auch die Umwelt kann unter Silikonen leiden. Es handelt sich um synthetische Produkte, die nur schwer von der Natur abgebaut werden können und deshalb sehr umweltbeständig sind.

Aufgrund dieser vielen negativen Effekte von Silikonen sollte man nach Möglichkeit eher zu Produkten mit natürlichen, hochwertigen Pflanzenölen greifen. Diese verschließen zwar tendenziell auch die Haare, enthalten aber wertvolle Nährstoffe und sind umweltfreundlich. Wer auf Nummer sicher gehen möchte, greift am besten zu Naturkosmetik mit Siegel.

Nicht wasserlösliche Silikone	Wasserlösliche Silikone
Amodimethicone	Cyclopentasiloxane
Cetearyl Methicone	Dimethicone Copolyol
Cyclomethicone	Dimethicone copolyol/HWP (Hydrolyzed Wheat Protein)
Cyclopentasiloxane	Guar hydroxypropyltrimonium chloride
Dimethicone	Hydroxypropyl
Dimethiconol	Lauryl Methicone Copolyol
Simethicone	Polysiloxane
Trimethylsilylamodimethicone	Silanetriol
Trisiloxane	Silicone Quaternium-22

Lösungsmittel

Lösungsmittel haben, wie der Name schon sagt, die wichtige Aufgabe, Stoffe zu verdünnen oder ganz zu lösen. Dabei geht es in der Kosmetik meist darum, feste Wirkstoffe mithilfe eines flüssigen Lösungsmittels zu einer Creme zu verarbeiten.

Das wohl einfachste und häufigste Lösungsmittel ist gereinigtes Wasser. Aber auch andere Stoffe wie beispielsweise Alkohole eignen sich als Lösungsmittel.

Ein Beispiel für Alkohole in Kosmetika ist das Propylenglykol (PPG). Es wirkt nicht nur als Lösungsmittel, sondern verhindert als Feuchthaltemittel auch das Austrocknen von beispielsweise Cremes oder Shampoos. Daneben erleichtert es den Transport von Wirkstoffen in Haut und Haare. Zusätzlich wirken Alkohole als Konservierungsstoffe, indem sie Bakterien in Kosmetika abtöten und das Produkt somit haltbarer machen.

Propylenglykol wirkt als Inhaltsstoff grundsätzlich eher pflegend, da es Feuchtigkeit spendet. Bei Haut, die ohnehin schon geschädigt ist, kann es aber auch Reizungen oder Allergien hervorrufen. Trotzdem würden wir Propylenglykol als eines der noch harmlosesten Lösungsmittel bezeichnen. Diverse andere Lösungsmittel stehen insbesondere in Kombination mit weiteren bedenklichen Inhaltsstoffen im Verdacht, die Haut deutlich mehr zu schädigen. Was Sie sich also unbedingt merken sollten: Prinzipiell enden Lösungsmittel auf die Endung »-glykol«. Wenn Sie das auf der Verpackung entdecken, vielleicht sogar gleich mehrfach, dann seien Sie lieber vorsichtig.

Tenside

Tenside gehören zu den wichtigsten Inhaltsstoffen von Shampoos, Duschgels und vielen anderen Reinigungsprodukten. Hier bewirken sie als sogenannte waschaktive Substanzen, dass sowohl die Haare als auch die Haut sauber werden. Sie bedienen damit sozusagen genau den Grund, warum wir unter die Dusche steigen.

Chemisch gesehen beruht ihre reinigende Wirkung auf ihren sogenannten amphiphilen Eigenschaften. Das bedeutet, dass Tenside sowohl wasser- als auch fettlöslich sind. Mit ihrer Hilfe lassen sich beispielsweise fettige Haare gründlich waschen. Ein netter Nebeneffekt ist eine starke Schaumbildung, die entsteht, wenn Tenside neben Fett und Schmutz auch Luft im Wasser lösen. Anschließend kann der Schaum mitsamt Fett einfach abgespült werden, und die Haare fühlen sich wieder sauber an. Das ist sicher auch der Grund, warum wir mit viel Schaum eine besondere Reinheit verbinden.

In der Regel finden sich in Kosmetika nur milde Tenside, die Haare und Haut zwar reinigen, aber nicht zu stark angreifen und schädigen. Bei zu häufigem Haarewaschen oder der Verwendung von zu starken Tensiden kann jedoch auch die schützende Fettschicht der Kopfhaut beschädigt und die Haut angegriffen werden. Auch die Haare leiden darunter, wenn ihre schützende Talgschicht zu häufig entfernt wird: Sie trocknen aus, verlieren ihren Glanz und neigen dazu, spröde zu werden. Daher sollte ein Shampoo, gerade wenn es eines mit vielen Tensiden ist, nur auf die Kopfhaut und nicht auf die Haarlängen aufgetragen und aufgeschäumt werden.

Wichtig bei allen Tensiden: Bei Kontakt mit den Augen oder Schleimhäuten möglichst mit viel Wasser ausspülen, da sie Schleimhäute stark reizen können.

Häufig vorkommende, insbesondere bei empfindlicher Haut bedenkliche Tenside sind beispielsweise: Natriumlaurylsulfat (SLS), auch Natriumdodecylsulfat (SDS) genannt, oder Natriumlaurethsulfat (SLES). Die Abkürzungen enthalten alle ein »S«, da Natrium im Englischen mit Sodium übersetzt wird (eine Auflistung verschiedener Tenside finden Sie auch im Anhang).

Synthetische Duft- und Farbstoffe

Diese Stoffe sind vor allem für unsere Kaufentscheidung wichtig. Denn sicher ist es bei Ihnen auch so: Man achtet beim Kauf mehr auf die Optik und den Geruch als auf die Inhaltsstoffe. Sieht die Verpackung ansprechend aus und riecht das Shampoo auch noch gut, dann kommt es in den Einkaufswagen. Aber haben Sie sich auch schon einmal gefragt, warum Ihr Shampoo oder Duschgel überhaupt nach »sommerlicher Meeresbrise« riecht oder so schön bläulich aussieht?

Der Grund dafür liegt meist nicht etwa in exotischen Inhaltsstoffen, sondern schlicht in synthetischen Duft- und Farbstoffen. Diese Stoffe riechen zwar gut und sorgen dafür, dass die Kosmetika schön aussehen, bergen aber auch einige Risiken für Haut und Haare. Viele dieser Stoffe können, besonders bei empfindlichen Menschen, zu allergischen Reaktionen oder Hautreizungen führen. Um die genaue Zusammensetzung der Duftstoffe geheim zu halten, werden sie von vielen Herstellern häufig nur als »Duft« oder »Parfüm« gekennzeichnet. Das macht es für Verbraucher schwer, bestimmte Duftstoffe zu meiden.

Einige Kosmetikhersteller kennzeichnen ihre Produkte auch gerne als »parfümfrei«, was auf den ersten Blick natürlich verlockend klingt. Dennoch konnten in manchen dieser gekennzeichneten Kosmetika bedenkliche Duftstoffe gefunden werden. Wenn Sie allergisch auf einige dieser Stoffe reagieren und sicher auf Duftstoffe verzichten möchten, sollten Sie beim Kauf von Kosmetika lieber auf das Siegel des deutschen Allergie- und Asthmabundes achten. Eine Erklärung dazu finden Sie im Kapitel über die Siegel in der Kosmetikindustrie auf Seite 99.

Auch Farbstoffe finden in Kosmetika häufig Verwendung. Man findet sie beispielsweise in Shampoos, Duschgels, Lippenstiften oder klassischen Haarfärbemitteln.

Natürlich gibt es eine unglaublich große Palette an Farbstoffen, und nicht alle sind gleich gefährlich. Einige von ihnen stehen aber besonders im Verdacht, krebserregend oder schädlich für die Haut zu sein. Dazu gehören insbesondere die sogenannten Azofarbstoffe, denn bei ihrem Abbau im Körper werden krebserregende Stoffe freigesetzt. Zwar macht hier die Dosis das Gift, man sollte jedoch nach Möglichkeit auf sie verzichten. Farbstoffe erkennt man an der Kennzeichnung CI für Farbindex (Colour-Index) und einer fünfstelligen Zahl, beispielsweise CI 12010. Eine Auflistung einiger bedenklicher Farbstoffe finden Sie im Anhang.

Möchte man auf synthetische Farbstoffe verzichten, bietet es sich auch hier an, zur Naturkosmetik zu greifen.

Konservierungsstoffe

Was ich immer wieder gefragt werde: Kann man Kosmetika noch benutzen, wenn sie abgelaufen sind? Die Antwort ist: besser nicht. Der Grund dafür ist ganz einfach. Ähnlich wie bei Lebensmitteln können auch in die Kosmetika Bakterien oder andere Mikroorganismen eindringen, sich mit der Zeit vermehren und dadurch schädlich für den Körper werden. Deshalb sind Ablaufdaten bei Kosmetika nicht ohne Bedeutung.

Konservierungsstoffe verhindern auf verschiedenste Weise das Wachstum von Mikroorganismen und sorgen so dafür, dass Kosmetika länger haltbar sind. Insbesondere wasserhaltige Kosmetika würden ohne Konservierungsstoffe innerhalb von wenigen Tagen oder Wochen verderben. Mithilfe dieser Stoffe bleiben sie jedoch problemlos über mehrere Monate oder sogar Jahre haltbar.

Viele Konservierungsstoffe stehen jedoch im Verdacht, schädlich für den Körper zu sein. Damit Sie wissen, auf welche Stoffe man lieber verzichten sollte, möchten wir Ihnen hier die geläufigsten Konservierungsstoffe erläutern.

Parabene gehören zu den am häufigsten in Kosmetikprodukten eingesetzten Konservierungsstoffen. Als solche leisten sie zwar gute Arbeit, stehen jedoch auch im Verdacht, gesundheitliche Probleme auslösen zu können. Denn Parabene können von den Haaren über die Kopfhaut in die Blutbahn gelangen. Das kann auf viele Arten problematisch werden. Ihre Struktur ähnelt dem weiblichen Sexualhormon Östrogen, wodurch es in manchen Fällen sowohl bei Frauen als auch bei Männern zu Störungen im Hormonhaushalt kommen kann – wenn auch in geringem Maße. Sie standen zudem im Verdacht, das Brustkrebsrisiko zu erhöhen.

Das Bundesinstitut für Risikobewertung (BfR) hat diese Vermutung allerdings nicht bestätigt: In wissenschaftlichen Studien zeigte sich kein eindeutiger Nachweis – es sei selbst bei großflächigen Anwendungen von keinem erhöhten Brustkrebsrisiko auszugehen. Im Januar 2011 fasste das BfR seine Bewertung der

Parabene in einer Stellungnahme zusammen. Methyl- und Ethylparaben gilt demnach im erlaubten Konzentrationsbereich (bis 0,4 Prozent) als sicher und weist eine geringe östrogene Wirksamkeit auf. Bei Butyl- und Propylparaben wird aufgrund ihrer höheren östrogenen Wirksamkeit eine Höchstkonzentration von 0,19 Prozent empfohlen, bis zu der ihre Verwendung als sicher angesehen werden kann. Die Verwendung von Isopropylparaben, Isobutylparaben, Phenylparaben, Benzylparaben und Pentylparaben ist seit 2015 in der EU verboten.

Ein weiterer häufiger Konservierungsstoff ist Formaldehyd. Das ist eine organisch-chemische Verbindung, die Mikroorganismen abtötet und ihr Wachstum verhindert. Aufgrund seiner giftigen Eigenschaften darf reines Formaldehyd seit 2019 nicht mehr in Kosmetika verwendet werden. Erlaubt sind jedoch weiterhin sogenannte Formaldehydabspalter, die über Monate geringe Mengen Formaldehyd freisetzen und so konservierend wirken. Als Konservierungsstoffe sind sie zwar gut wirksam, können der Haut jedoch auf Dauer schaden. Deshalb sollten Sie besonders bei empfindlicher Haut möglichst auf Formaldehydabspalter verzichten. Für den Blick auf die Inhaltsliste haben wir Ihnen hinten im Anhang die gängigsten Formaldehydabspalter aufgelistet.

Besondere Vorsicht ist bei Haarglättungsmitteln geboten: Hier ist häufig Formaldehyd enthalten, das beim Glätten mit einem heißen Eisen freigesetzt wird. Beim Auftragen auf die Haare und dem anschließenden Einwirken kann außerdem die Kopfhaut stark gereizt werden. Diese Glättungsmittel sind zwar in der EU aufgrund ihrer gesundheitsschädlichen Effekte verboten, allerdings kann man davon ausgehen, dass es viele Importe aus dem Ausland gibt und diese Mittel auch bei uns weitverbreitet sind.

Halogenorganische Verbindungen sind weitere chemische Konservierungsstoffe: Sie töten Mikroorganismen ab und verhindern deren Wachstum. Meist bestehen sie aus Brom, Iod, Fluor oder Chlor und gelten in höheren Dosierungen als krebserregend oder reizend. Nach Möglichkeit sollten Sie also besser auch auf diese Konservierungsstoffe verzichten. Die häufigsten halogenorganischen Verbindungen finden Sie ebenfalls im Anhang dieses Buches.

Viele Hersteller werben gerne damit, dass ihre Produkte »frei von Konservierungsstoffen« seien, das ist in der Regel aber nur ein Marketingslogan. Fallen Sie darauf also nicht rein! Im Grunde bedeutet der Spruch nur, dass die Produkte keine klassischen Konservierungsstoffe wie Formaldehyde oder Parabene enthalten. Stattdessen werden Stoffe wie Alkohole oder ätherische Öle genutzt, die neben ihrer eigentlichen Aufgabe als Pflegestoffe auch konservierend wirken. Zu diesen Stoffen gehören beispielsweise Glycerin oder diverse ätherische Öle ebenso wie das Pentylenglykol, von dem wir gleich mehr hören werden. Wirklich frei von Konservierungsstoffen sind nur wasserfreie, also feste oder puderförmige Kosmetika, da hier in der Regel keine Bakterien wachsen können.

Polyethylenglykol (PEG) ist der vermutlich am weitesten verbreitete Konservierungsstoff. Er und seine verwandten Strukturen sind in fast allen herkömmlichen Kosmetikprodukten zu finden. Doch was genau steckt dahinter?

Chemisch gesehen handelt es sich bei PEG um ein sogenanntes Polymer, also um ein Molekül, das aus vielen kleinen Bausteinen zusammengesetzt ist. PEG und PEG-verwandte Polymere haben sehr unterschiedliche Namen (z.B. Macrogole, PEG-Derivate etc.). Durch ihre speziellen chemischen Zusammensetzungen lösen sich ihre Moleküle sehr gut in Wasser auf und können von der Kosmetikindustrie leicht für den jeweiligen Zweck angepasst werden. So sorgen sie beispielsweise in Emulgatoren, das sind Hilfsstoffe, die zwei nicht mischbare Flüssigkeiten mischbar machen, für die gewünschte Konsistenz von Cremes oder helfen in Tensiden bei Shampoos, mehr Schaum zu entwickeln.

Als Inhaltsstoffe von Kosmetika können PEGs und verwandte Stoffe bedenklich werden, wenn sie durch ihre chemischen Eigenschaften die Hautbarriere durchlässiger machen. Dadurch kann die Haut viele Inhaltsstoffe besser aufnehmen, ist jedoch auch anfälliger für Schadstoffe oder Erreger, die sonst von der Barriere abgehalten werden. Da PEGs bei UV-Licht hochreaktive Verbindungen (Hydroperoxide) bilden, sind sie eine mögliche Ursache der »Mallorca-Akne«. Dabei handelt es sich um eine besondere Akneform, die im Sommer mit einem Juckreiz der Haut einhergeht.

Unter dem Strich kann PEGs, das zeigen auch Studien, selbst kein schädlicher Effekt nachgewiesen werden, sie öffnen nur die Haut für Stoffe, die schädlich sein können. Besonders gravierend ist das, wenn Hersteller sie mit diversen anderen bedenklichen Inhaltsstoffen im Produkt mischen. So können bei empfindlicher Haut Allergien oder Reizungen entstehen. Besonders Menschen mit ohnehin schon gereizter Haut sollten deshalb lieber auf PEGs und verwandte Stoffe verzichten.

Man erkennt die Substanzen entweder an der Abkürzung PEG in Verbindung mit einer Zahl oder einem »-eth« im Namen des Stoffes.

Wer bewusst auf PEGs verzichten möchte, dem bleibt nur der eine Rat: zu Naturkosmetikprodukten greifen. Die meisten von ihnen sind frei von bedenklichen Inhaltsstoffen.

Sonnenschutzmittel

Oxybenzon ist ein häufig verwendeter Inhaltsstoff von Sonnenschutzmitteln und Colorshampoos. Einige Produkte, die zum Sonnenschutz auf die Kopfhaut aufgesprüht werden, beinhalten diesen Inhaltsstoff ebenfalls. Das Oxybenzon schützt die Haut und auch die Haare zwar wunderbar vor schädlicher UV-A oder UV-B Strahlung, kann aber auch zu Entzündungen oder allergischen Reaktionen führen. Es gilt als krebserregend, da es Hormonstörungen und Zellschädigungen verursachen kann. Außerdem steht es im Verdacht, nicht nur den Menschen zu gefährden, sondern auch schlecht für die Umwelt und giftig für einige Wasserlebewesen zu sein. Auf der Liste der Inhaltsstoffe findet man es als Oxybenzon oder Benzophenon-3.

Weichmacher und Emulgatoren

Diethanolamine (DEA) und Triethanolamine (TEA) kommen in Kosmetika entweder in geringer Menge als Weichmacher oder Emulgatoren vor oder entstehen als Nebenprodukte bei der Herstellung anderer Inhaltsstoffe. In Kombination mit anderen Inhaltsstoffen, wie beispielsweise Konservierungsstoffen, können sich sogenannte Nitrosamine bilden, die in höherer Konzentration krebserregend sind.

Koffein

Koffein ist einer der am häufigsten beworbenen Inhaltsstoffe, wenn es um die Behandlung von Haarausfall geht. Sogenannte In-vitro-Studien, also Studien nur unter Laborbedingungen, konnten beweisen, dass Haarzellen nach längerer Zeit durch Koffein besser wachsen. In sogenannten In-vivo-Studien, also direkt am Menschen, wurde jedoch gezeigt, dass sich Koffein im Shampoo im Durchschnitt nur für etwa 30 Sekunden im Haarfollikel anreichern kann. Dann wird es vom Körper abgebaut oder mit dem Shampoo abgewaschen. Diese Zeit reicht meist nicht aus, um die gewünschten Wirkungen hervorzurufen.

Deshalb sollten Sie Werbeversprechen in Bezug auf Koffein immer mit Vorsicht genießen. Zwar könnte Koffein eine positive Wirkung auf die Haare und deren Wachstum haben, diese ist jedoch bisher nicht eindeutig wissenschaftlich nachgewiesen.

Auch hier gilt: Menschen, die von Haarausfall geplagt sind, leiden sehr darunter. Shampoos mit Koffein haben keine negativen Folgen, also probieren Sie es ruhig aus, wenn Sie das Gefühl haben, es könnte helfen.

Die wichtigsten Siegel in der Kosmetikindustrie

Wer auf Nummer sicher gehen will, dass seine Pflegeprodukte keine schädlichen Inhaltsstoffe enthalten, dem seien Naturkosmetikprodukte ans Herz gelegt. Da der Begriff »Naturkosmetik« aber nicht geschützt ist, ist es für Verbraucher oft schwierig einzuschätzen, ob das, was auf der Verpackung versprochen wird, auch wirklich drinsteckt. Um eine Hilfestellung zu geben, gibt es mittlerweile eine

Reihe an Kosmetiksiegeln, die von den Herstellern mehr fordern als der Gesetzgeber und damit eine gewisse Sicherheit geben, dass man sich wirklich Natur und nichts anderes in die Haare schmiert. Damit Sie sich im Dschungel der verschiedenen Kosmetiksiegel besser zurechtfinden, stellen wir Ihnen hier die in Deutschland häufigsten Siegel vor.

- COSMOS Natural/Organic: hierbei handelt es sich um einen Standard für Naturkosmetik. Die Bezeichnung »natural« steht dabei für Naturkosmetik und die Bezeichnung »organic« dafür, dass mindestens 95 Prozent der pflanzlichen oder tierischen Stoffe im Produkt aus biologischer Landwirtschaft stammen müssen. Synthetische Chemikalien wie Silikone, Paraffine, Erdölprodukte, synthetische Duft- und Farbstoffe sowie eine Menge anderer Zutaten sind nicht erlaubt. Nur wenige chemisch hergestellte Stoffe, die auch natürlich vorkommen, sind zugelassen. Außerdem sind sie frei von jeglichen Formen gentechnisch veränderter Organismen. Auch tierische Inhaltsstoffe, die Bestandteile eines Tieres sind oder dessen Tötung erfordern, dürfen nicht verwendet werden.

- NATRUE: Die Kriterien für das Natrue-Siegel sind ähnlich streng wie der COSMOS-Standard. Die meisten chemisch-synthetischen Stoffe sind verboten, auch gentechnisch veränderte Pflanzen und Tiere sind verboten, gentechnisch hergestellte Enzyme sind jedoch unter gewissen Voraussetzungen erlaubt. Tierprodukte dürfen hier unter bestimmten Bedingungen verwendet werden.

- Leaping-Bunny-Siegel: Kosmetikprodukte mit diesem Siegel und auch einzelne Inhaltsstoffe dieser Produkte dürfen nicht an Tieren getestet werden.

- Vegan Society: Dieses Label verbietet die Verwendung von tierischen Inhaltsstoffen, egal ob von lebendigen oder von toten Tieren. Auch Tierversuche sind sowohl in der Entwicklung als auch in der Produktion grundsätzlich verboten.

- Deutscher Allergie- und Asthmabund: Die mit diesem Logo gekennzeichneten Produkte müssen frei von möglicherweise allergieauslösenden Stoffen sein. Dazu gehören beispielsweise Duftstoffe und verschiedene Farb- oder Konservierungsstoffe. Zusätzlich werden die Produkte auch von Allergikern, Asthmatikern oder Personen mit Neurodermitis beziehungsweise mit empfindlicher Haut in einem Praxistest freiwillig getestet. Nur wenn mehr als 80 Prozent der Tester die Verträglichkeit gut bewerten, bekommt das Produkt das DAAB-Logo.

EXKURS:

HAARE FÄRBEN

Es gibt wohl kaum eine Frau, die in ihrem Leben nicht irgendwann einmal mit Haarfarben experimentiert hat. Dass das Färben mit chemischer Haarfarbe die Haare schädigt, haben wir schon angesprochen, aber es gehört nun einmal zu unserem Alltag dazu – und auch zu unserer Art, unser Äußeres aufzupimpen. Deshalb wollen wir an dieser Stelle noch mal genauer auf die Vor- und Nachteile schauen und auch einen Blick auf natürliche Pflanzenfarben werfen.

Chemische Haarfärbemittel

Chemische Haarfärbemittel bieten eine breite Palette an Farben, die lange halten. Sie ermöglichen außerdem, den eigenen Haaren eine völlig andere Farbe zu geben. Der lang anhaltende Effekt entsteht, weil die Farbe durch die Schuppenschicht in die Faserschicht eindringt und hier dauerhaft erhalten bleibt. Im Gegensatz zu den meisten Pflanzenhaarfarben können chemische Farbstoffe auch graue Haare effektiv abdecken. Und was besonders praktisch ist: Das Färben geht schnell.

Ein Nachteil ist jedoch, dass chemische Haarfärbemittel aggressive Chemikalien wie Ammoniak, Peroxide und das gesundheitsschädliche PPD (p-Phenylendiamin) enthalten, die zu Haarschäden und Reizungen der Kopfhaut führen können.

Einige Menschen reagieren auch allergisch auf diese Inhaltsstoffe. Die Verwendung von chemischen Haarfärbemitteln kann das Haar austrocknen, seine Textur verändern und zu Haarbruch und Spliss führen. Färbt man die Haare wiederholt, beispielsweise, weil der Ansatz nachwächst, kann das die Haarstruktur weiter schwächen.

Schwangeren wird übrigens aufgrund der ungesunden Inhaltsstoffe abgeraten, ihre Haare mit chemischen Mitteln zu färben.

Natürliche Pflanzenfarben

Die Vorteile natürlicher Pflanzenfarben liegen auf der Hand: Sie bestehen aus natürlichen, vergleichsweise milden Inhaltsstoffen. Die färbenden Substanzen wie Henna, Indigo, Kamille oder Kräuter enthalten keine aggressiven Chemikalien und sind daher schonender für das Haar und die Kopfhaut.

Ihre Wirkung ist durchaus gut, auch sie können Haaren eine neue Farbe und Glanz geben. Im Vergleich zu chemischen Colorationen sind sie dabei oft besser verträglich und können bei Personen mit empfindlicher Haut oder Allergien eine geeignete Alternative sein.

Ein Nachteil ist jedoch, dass es hier nur eine begrenzte Auswahl an Farben gibt. Sie sind hauptsächlich für helles Haar geeignet und erzeugen Rot-, Braun- und Kupfertöne, aber keine extremen Farbveränderungen wie von Dunkelbraun auf Blond oder umgekehrt. Auf grauem Haar gehen sie zudem nicht so gut an.

Wer sich für Pflanzenfarben entscheidet, der braucht außerdem mehr Zeit. Sie haben in der Regel eine längere Einwirkzeit im Vergleich zu chemischen Farbstoffen.

Trotzdem raten wir, diese Nachteile in Kauf zu nehmen und Haare nur mit Pflanzenfarben zu färben, denn Pflanzenfarben sind einfach so viel schonender.

HAUSMITTEL – EINE ALTERNATIVE?

Von der Küche in die Dusche

Es passiert mir immer wieder: Ich bin auf einem Fest, und dann schleicht sich plötzlich jemand von der Seite an und fragt ganz freundlich: »Ich habe gehört, du bist Hautärztin und kennst dich auch mit Haaren aus. Egal welches Shampoo oder welche Haarkur ich benutze, meine Haare sind so spröde und glänzen immer weniger. Hast du vielleicht einen Tipp, welche Produkte ich mir noch kaufen kann?«

Oft rate ich dann, gar nicht viel Geld für irgendwelche teuren Produkte aus der Drogerie auszugeben, sondern einfach mal in die Küche zu gehen, da finden sich wahre Wundermittel. Damit Sie sich bei der nächsten Party nicht an mich ranschleichen müssen, möchte ich Ihnen nun ein paar der besten Hausmittel für die Haare vorstellen, die Sie entweder schon im Haus haben oder bei Ihrem nächsten Einkauf im Supermarkt finden und einfach einpacken können.

Apfelessig

Apfelessig gehört zu den einfachsten und beliebtesten Hausmitteln für die Haare. Er wird grundsätzlich aus fermentierten, also durch Bakterien vergorenen Äpfeln hergestellt und ist in fast allen Supermärkten oder Drogerien zu finden.

Durch diesen einfachen Herstellungsprozess bleiben im Essig die meisten Vitamine, Mineralstoffe und Nährstoffe erhalten, die auch in Äpfeln stecken. Aufgrund der Gärung mit Bakterien sinkt lediglich der Zuckergehalt, da sich die Bakterien davon ernähren.

Apfelessig soll eine Vielzahl von hilfreichen Wirkungen auf das Haar haben. Neben der Reinigung und Vorbeugung von Schuppen kann er die Haare auch entfetten und die Kopfhaut desinfizieren.

Die Wirkungen des Apfelessigs basieren auf seinem sauren pH-Wert und seiner Fülle an Nährstoffen. Die sauren Eigenschaften helfen, kleinste Rückstände von anderen Pflegeprodukten zu entfernen. Der Essig legt sich sogar wie ein Schutzfilm um die Haare und verhilft ihnen zu mehr Glanz und Widerstandsfähigkeit. Die größte Wirkung entfaltet Apfelessig jedoch auf der Kopfhaut, indem er die Haarfollikel mit zusätzlichen Nährstoffen versorgt und so auf gesunde Weise das Wachstum der Haare fördert.

Auch bei juckender Kopfhaut kann die desinfizierende Wirkung des Apfelessigs helfen. Wenn Sie jedoch eine sehr empfindliche oder trockene Kopfhaut haben, sollten Sie aufpassen, dass sie durch die Säure nicht zusätzlich gereizt wird. Man kann den Essig aber beliebig verdünnen, bis mögliche Reaktionen ausbleiben.

Ein kleiner Nachteil: Apfelessig hat einen starken Eigengeruch, der sich auch auf das Haar überträgt. Dieser verfliegt aber in der Regel nach einiger Zeit von selbst.

APFELESSIG-HAARKUR

ZUTATEN

1 l Wasser
2 EL Apfelessig
In einer Schüssel vermischen

ANWENDUNG

Nach dem Waschen der Haare die Mischung langsam über das Haar gießen und in die Kopfhaut und die Haare einmassieren. 1 bis 2 Minuten einwirken lassen, danach gründlich mit warmem Wasser ausspülen.

Conditioner wie gewohnt auftragen und ausspülen. Wenn Sie eine empfindliche Kopfhaut haben, können Sie sich auch erst mit einem Esslöffel Apfelessig und einem Liter Wasser herantasten. Zusätzlich kann man die Säure mit ein bis zwei Tropfen Öl, beispielsweise Salbeiöl, etwas neutralisieren.

Olivenöl und Kokosöl

Olivenöl und Kokosöl sind zwei natürliche Öle, die bekannt dafür sind, den Haaren gutzutun. Das Praktische daran: Fast jeder hat sie in der Küche stehen. Pflanzenöle können das Haar mit Feuchtigkeit versorgen und es weich sowie geschmeidig machen. Dabei lagern sich die Öle um das Haar herum an und sorgen dafür, dass eine sanfte Hülle geschaffen wird, damit weniger Feuchtigkeit verloren geht.

Oliven- wie auch Kokosöl sind reich an Fettsäuren und Vitaminen, die das Haarwachstum und die Gesundheit des Haares fördern können – sofern sie als Pflege auf der Kopfhaut einmassiert werden. Diese Öle enthalten viele Mineralstoffe wie Kalium und Magnesium, die dazu beitragen können, das Haar zu stärken und vor Umwelteinflüssen wie Sonne und Wind zu schützen. Die beiden Öle tun nicht nur den Haaren, sondern auch der Kopfhaut gut. Sie können sie beruhigen und pflegen, was besonders bei empfindlicher, trockener und juckender Kopfhaut hilfreich sein kann.

Olivenöl und Kokosöl können Sie außerdem als Haarmaske oder als Leave-in-Pflege nutzen. Für die Anwendung als Haarmaske tragen Sie das Öl einfach auf das trockene Haar auf und lassen Sie es etwa 30 Minuten bis zu einer Stunde lang einwirken. Spülen Sie das Öl dann gründlich mit lauwarmem Wasser aus und waschen Sie das Haar wie gewohnt.

AVOCADO-OLIVENÖL-KUR

ZUTATEN

½ Avocado
2 EL Olivenöl
1 TL Zitronensaft
In einer Schüssel vermischen

ANWENDUNG

Die Mischung in die Längen und Spitzen der Haare einmassieren und etwa 30 Minuten einwirken lassen. Im Anschluss die Haare wieder gründlich mit warmem Wasser ausspülen. Die Avocado-Olivenöl-Kur kann bei besonders trockenen Haaren Abhilfe schaffen. Sowohl die Avocado als auch das Olivenöl enthalten viele wertvolle Fette und spenden dem Haar wichtige Feuchtigkeit.

Avocado

Noch so ein Produkt, das im Moment nicht nur kulinarisch in Mode ist, sondern auch in der Pflege, ist die Avocado. Sie ist reich an wichtigen Nährstoffen, die das Haarwachstum fördern, man findet darin zum Beispiel die Vitamine A, C und E. Avocado spendet den Haaren außerdem Feuchtigkeit, und das enthaltene Öl kann auch dazu beitragen, trockenes und strapaziertes Haar wieder geschmeidiger und glänzender aussehen zu lassen. Und wie bei Kokos- und Olivenöl gelten Avocados als beruhigend für juckende Kopfhaut.

Bier

Mancher Mann wird jetzt denken, das ist nun wirklich zu schade für die Haare, aber Bier heitert nicht nur die Stimmung auf, sondern kann auch Haaren neuen Glanz verleihen. Warum? Bier ist sehr proteinreich. Proteine sind wichtig für die Bildung neuer Haarzellen und können dazu beitragen, das Haar vor Schäden durch Umweltfaktoren zu schützen.

Es enthält außerdem B-Vitamine wie Biotin, Niacin und Folsäure sowie Mineralstoffe wie Magnesium und Kalium, die für das Haarwachstum und die Gesundheit der Haare wichtig sind. Darüber hinaus hat Bier einen niedrigen pH-Wert, der dazu beitragen kann, die Schuppenschicht des Haares zu glätten und ihm mehr Glanz zu verleihen.

Ei

Eine Eimaske ist eine einfache und effektive Möglichkeit, die Kopfhaut zu stärken und zu nähren. Das Eiweiß in der Eimaske beinhaltet viele Proteine, die wichtig für die Bildung neuer Haar- und Hautzellen sind. Die Proteine können zudem die Schuppenschicht des Haares glätten und das Haar glänzen lassen. Darüber hinaus enthält das Eiweiß Lysin, eine Aminosäure, die dazu beitragen kann, das Haarwachstum zu fördern.

Im Eigelb gibt es Fette, die das Haar mit Feuchtigkeit versorgen und es weich und glänzend machen können. Außerdem enthält Eigelb Lecithin, eine Substanz, die dazu beitragen kann, das Haar pflegen und zu stärken, sowie Antioxidantien wie Vitamin A und E, die das Haar vor Schäden durch freie Radikale schützen können.

Es gibt verschiedene Möglichkeiten, wie das Eigelb auf das Haar aufgetragen werden kann. Eine Möglichkeit ist, es mit etwas Olivenöl oder Avocadoöl zu mischen und auf das Haar zu schmieren. Die Mischung sollte etwa 20 bis 30 Minuten im Haar einwirken und dann mit lauwarmem Wasser ausgewaschen werden.

BIER-HAARKUR

ZUTATEN

1 Dose oder Flasche Bier
In eine Schüssel gießen

ANWENDUNG

Das Bier eine Weile an der Luft stehen lassen, um die Kohlensäure entweichen zu lassen. Dann das Haar gründlich mit Wasser spülen und anschließend das Bier unverdünnt über das Haar gießen. Das Bier sanft in das Haar einmassieren und etwa 5 bis 10 Minuten einwirken lassen. Schließlich das Haar gründlich mit lauwarmem Wasser ausspülen, um das Bier vollständig zu entfernen.

MASKE MIT EIWEISS

ZUTATEN

2–3 Eiweiße
Vom Eigelb trennen und in eine Schüssel geben, danach mit einem Rührgerät steif schlagen

ANWENDUNG

Das Haar mit einem milden Shampoo waschen. Anschließend das steif geschlagene Eiweiß auf das feuchte Haar auftragen und etwa 30 Minuten einwirken lassen.

Zum Schluss die Eimaske mit lauwarmem Wasser auswaschen und das Haar wie gewohnt stylen.

HONIG-QUARK-KUR FÜR TROCKENES HAAR

ZUTATEN

3 EL Quark
3 EL flüssiger Honig
In einer Schüssel vermischen

ANWENDUNG

Die Masse nach dem Waschen sanft in das feuchte Haar einmassieren und fünf bis zehn Minuten einwirken lassen. Im Anschluss die Haare gründlich ausspülen.

ROGGENMEHL-SHAMPOO

ZUTATEN

1–3 EL Roggenmehl
Etwas Wasser
In einer kleinen Schüssel vermischen, bis das Gemisch eine gelartige Konsistenz hat, die nicht zu fest und nicht zu flüssig ist

ANWENDUNG

Die Haare nass machen und das Roggenmehl-Wasser-Gemisch gründlich in das Haar einmassieren. Für wenige Minuten einwirken lassen und anschließend wieder ausspülen. Im Gegensatz zum klassischen Shampoo entsteht kein Schaum, das Roggenmehl wirkt aber trotzdem. Erstaunlicherweise kann man die Reinigungswirkung bei richtiger Anwendung mit echtem Shampoo vergleichen.

Wichtig ist dabei: Das Wasser sollte wirklich nur lauwarm sein. Bei einer zu heißen Temperatur kann das Ei flocken und dann nur mit großer Schwierigkeit entfernt werden. Der Pflegeffekt wäre dann verloren. Außerdem sollte man die Maske mit Eigelb nicht öfter als ein Mal pro Woche oder alle zwei Wochen anwenden.

Honig

Das Besondere am Honig sind seine antimikrobiellen Eigenschaften. So kann er helfen, Bakterien und Pilze auf der Kopfhaut zu reduzieren. Honig muss nicht immer als eigene Maske angewendet werden, man kann ihn auch der Spülung oder dem Shampoo zumischen, um seine feuchtigkeitsspendenden und nährstoffreichen Vorteile zu nutzen. Achten Sie darauf, dass Honig einen stark klebenden Effekt hat und daher sorgfältig gearbeitet werden sollte.

Quark

Wie das Eiweiß ist Quark reich an Proteinen, die dazu beitragen können, die Kopfhaut zu stärken und das Haar zu schützen. Er spendet Feuchtigkeit und enthält darüber hinaus auch Milchsäure, die den pH-Wert der Kopfhaut ausgleicht und so den Säureschutzmantel der Kopfhaut unterstützen kann. Außerdem ist Quark reich an Vitaminen, Mineralien und Antioxidantien, die dazu beitragen können, das Haar zu nähren und zu pflegen.

Roggenmehl

Dieses Hausmittel für die Haare hätten vermutlich die wenigsten erwartet, aber Sie haben richtig gelesen: Roggenmehl ist ein wunderbares Mittel und kann als Shampoo verwendet werden. Auch wenn es auf den ersten Blick befremdlich wirkt, Roggenmehl-Shampoo hat viele Vorteile. Als Naturprodukt ohne künstliche Zusätze ist es auch bei empfindlicher Kopfhaut sehr gut verträglich. Noch dazu ist es reich an Vitaminen und Mineralstoffen, pflegt die Haare und ist auch für die Umwelt gut.

Aber warum ausgerechnet Roggenmehl? Im Vergleich zu anderen Mehlsorten, beispielsweise Weizenmehl, enthält es viel weniger Gluten. Der niedrige Glutenanteil verhindert, dass die Haare nach dem Waschen zusammenkleben, und macht Roggenmehl zu einer der wenigen Mehlsorten, die man unter der Dusche verwenden kann. Die vielen nützlichen Vitamine und Mineralstoffe wirken während der Wäsche wie eine Art Kur für die Haare. Auch der pH-Wert von Roggenmehl liegt mit 5,5 im selben Bereich wie die Haut und ist deshalb auch bei empfindlichen Personen gut verträglich. Und: Die Haare werden vom Roggenmehl wider Erwarten wirklich sauber. Ist Roggenmehl also nun eine echte Alternative zu herkömmlichem Shampoo? Jein.

Roggenmehl-Shampoo kann ein normales Shampoo zwar auf Dauer nicht komplett ersetzen, hat aber viele pflegende und reinigende Wirkungen auf die Haare. Es verleiht den Haaren einen sichtbaren Glanz und lässt sie voluminöser wirken. Es lohnt sich deshalb, das Roggenmehl als Shampooersatz zu testen und den Haaren so ein wenig Abwechslung zu bieten.

Backpulver

Backpulver ist ein altbewährtes Hausmittel, man kennt es aber eher aus der Behandlung von Textilien – etwa gegen Flecken in heller Kleidung –, denn Backpulver bleicht aus. Was bei Kleidung funktioniert, wirkt auch bei den Haaren. Mit Backpulver lassen sich die Haare in der Regel um einige Farbnuancen aufhellen.

Jedoch muss man darauf achten, dass Backpulver die Haare bei zu häufiger (also mehrmalig wöchentlicher) Anwendung stark austrocknen und schädigen kann. Deshalb sollte man die Haare nach der Verwendung von Backpulver mit einer rückfettenden oder feuchtigkeitsspendenden Kur behandeln und den Haaren zwei bis drei Tage Zeit zum Regenerieren geben, bevor man wieder dazu greift. Es eignet sich zwischenzeitlich zur Aufhellung der Haare, sollte aber nicht auf Dauer angewendet werden. Bei ohnehin schon trockenen Haaren oder empfindlicher Kopfhaut sollte man eher darauf verzichten.

BACKPULVER-AUFHELLUNG

ZUTATEN

2–3 Päckchen Backpulver
250 ml Wasser
In einer Schüssel vermischen

ANWENDUNG

Das Backpulver-Wasser-Gemisch in die feuchten Haare einmassieren und circa 20 Minuten lang einwirken lassen. Danach die Haare ausspülen, bis das komplette Backpulver entfernt ist. Anschließend wie gewohnt pflegen.

KÄMMEN ODER BÜRSTEN?

Was man wirklich nicht unterschätzen darf bei der Ausstattung im Bad, das ist die richtige Bürste. Denn, wer zur falschen greift, der kann seine Haare damit schädigen und Spliss oder das Abknicken der Haare erst hervorrufen. Deshalb hier für Sie eine kleine »Bürsten- und Kammkunde«.

Besonders Damen mit längeren Haaren kennen es – mit der Pflege der Haare unter der Dusche ist es noch lange nicht getan. Ist man erst einmal wieder angezogen und steht vorm Spiegel, müssen die Haare noch getrocknet, gebürstet und gestylt werden. Das kann richtig Arbeit machen und wirft wiederum viele Fragen auf: Welche Bürste eignet sich am besten, und welche der Klammern festigt die Frisur am besten? Denn keiner will nach einer halben Stunde im Bad, dass die Kreation auf dem Kopf beim ersten Windstoß hinüber ist.

Und Sie ahnen es sicher schon: Bürste ist nicht gleich Kamm, und nicht jeder Haargummi oder jede Frisur ist unbedingt gut für die Haare. Hier können sich Fehler einschleichen, die die Haare oder die Kopfhaut schädigen können.

Welche ist die passende Bürste?

Das Hauptziel der Bürsten ist es, möglichst viele Haare auf einmal zu entwirren. Dafür gibt es zahlreiche unterschiedliche Typen von Bürsten, deren Borsten aus verschiedenen Materialien bestehen können.

Die klassische Paddelbürste (auch *Paddle Brush* genannt) eignet sich besonders für langes und volles Haar. Durch ihre Größe fasst und entwirrt sie gleich mehrere Haarsträhnen auf einmal.

Rundbürsten eignen sich sehr gut für das Styling der Haare während des Föhnens. Je kleiner der Durchmesser ist, desto enger können sich die Haare bei Wärme um die Bürste legen und engere Wellen oder sogar Locken bilden. Bei einem großen Durchmesser erhalten die Haare meist mehr Volumen.

Skelettbürsten verdanken ihren Namen den Öffnungen im Rücken der Bürste. Zusammen mit den breit stehenden Borsten eignen sie sich sogar zum Entwirren von lockigem, dicken Haar. Durch die Öffnungen gelangt die warme Luft des Föhnes besser zu den Haaren und lässt sie schneller trocknen.

Detangler-Bürsten (oder auch *Tangle Teezer* genannt) versprechen ein möglichst schmerzfreies Lösen von Knoten. Das erreichen sie durch verschieden lange, biegsame Borsten, die verhindern sollen, dass sich Knoten noch weiter festziehen.

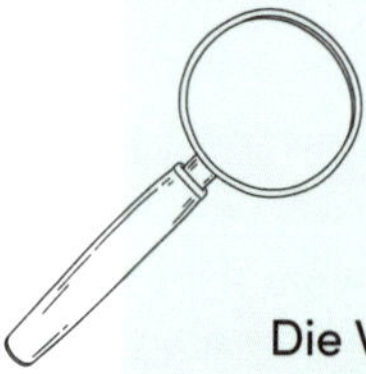

HAARGENAU:

BÜRSTENMATERIAL

Die Wahl des richtigen Materials ist bei Bürsten sehr bedeutsam. Von Kunsthaar- über Metall- und Plastikborsten gibt es eine große Auswahl an verschiedenen Materialien. Plastik- und Metallbürsten sollten immer abgerundete Spitzen haben, damit die Kopfhaut beim Bürsten nicht unnötig verletzt wird, was sonst zu dauerhaften Schäden und Haarverlust führen kann. Naturborsten aus Pferdehaaren oder Wildschweinborsten können den Talg von der Kopfhaut aufnehmen und bis in die Spitzen der Haare transportieren. So führen sie zu einem natürlichen Glanz und schützen die Haare durch die Fettschicht. Bei ohnehin schon fettigem Haar sollte man aber lieber auf Naturborsten verzichten, da sich die Haare ansonsten verkleben und Strähnen bilden können.

Perfekt über den Kamm geschert

Die parallel angeordneten Zacken bei einem Kamm ermöglichen es, Knoten präzise zu entfernen. Man unterscheidet bei Kämmen zwischen grob- und feinzackig und verschiedenen Materialien.

Grobzackige Kämme sind besonders bei lockigen, vollen Haaren zu empfehlen. Der Grund: Durch den größeren Abstand zwischen den einzelnen Zacken können die Locken schonend entwirrt werden. Feine Bürsten hingegen würden viel Luft zwischen die einzelnen Haare der Locken bringen und sie aufplustern.

Toupierkämme haben eng stehende Zacken und sollen ohne Föhnen mehr Volumen in die Haare bringen. Dabei werden einzelne Strähnen bewusst verfilzt, indem man sie ansatznah in Richtung der Kopfhaut (also entgegen der normalen Kämmrichtung) kämmt.

Ondulierkämme haben einen grobzackigen und einen feinzackigen Bereich, sie erfüllen also gleich zwei Zwecke. Man kann den groben Bereich für Knoten verwenden und den feinen Bereich, um die Längen der Haare zu entwirren.

Kamm, grobzackiger Kamm und Bürste

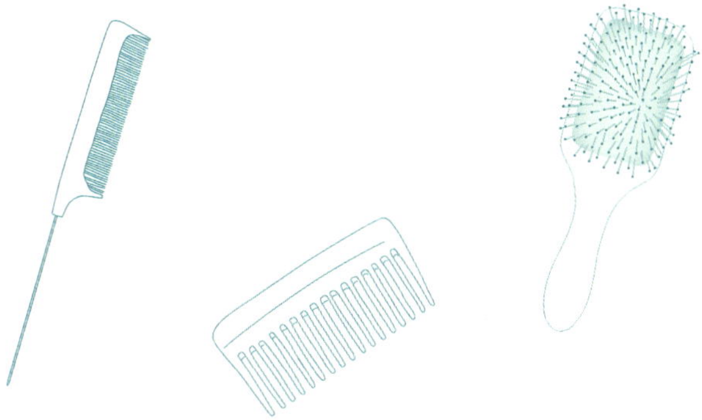

Auch bei Kämmen ist die Wahl des richtigen Materials wichtig. Die Spitzen der Kämme sollten, ähnlich wie bei Bürsten, keine scharfen Kanten aufweisen, da sie die Kopfhaut sonst schädigen könnten. Besonders bei Kunststoffkämmen sind scharfkantige Pressnähte eher ein Zeichen von schlechter Verarbeitung. Um zu verhindern, dass sich die Haare beim Kämmen statisch aufladen und so aufplustern, sollte man zu Kämmen aus Holz oder Naturkautschuk greifen.

HAARGENAU:

BÜRSTEN REINIGEN

In den Haarbürsten und Kämmen sammelt sich grundsätzlich alles, was sich auch zwischen unseren Haaren befindet: Schuppen, Rückstände von Stylingprodukten, Talg und auch einzelne Haare. Damit diese Rückstände das Gleichgewicht der Kopfhaut nicht durcheinanderbringen und zu fettigen oder schuppigen Haaren führen, sollte man Bürsten und Kämme etwa ein Mal pro Monat reinigen. Dazu entfernt man möglichst alle Haare zwischen den Borsten und reinigt die Bürste oder den Kamm mit mildem, lauwarmem Seifenwasser.

HAARGENAU:

WANN WAS NEHMEN?

Heutzutage ist es fast selbstverständlich, sowohl Bürsten als auch Kämme im Badezimmerschrank zu haben, man will ja, wenn es um die Haarpflege oder das Styling geht, gut vorbereitet sein. Aber wissen Sie auch, wann man eher zur Bürste und wann eher zum Kamm greifen sollte?

Die Antwort ist relativ eindeutig: Hat man sehr verknotetes Haar oder will seine nassen Haare nach dem Duschen glätten, nutzt man besser einen Kamm, um die einzelnen Strähnen langsam zu entwirren. Mit der Bürste würde man hier zu viele Haare ausreißen. Erst wenn die Haare trocken und gut entknotet sind, sollte man zur Bürste greifen.

Bürsten hingegen eignen sich bei glatten oder leicht welligen Haaren, die nicht besonders entknotet werden müssen und im trockenen Zustand sind. Prinzipiell gilt aber: Nasse Haare sind dehnbarer und können leichter brechen. Man sollte auch mit einem Kamm vorsichtig sein. Eventuell ist es sogar schonender, die Finger zum Entwirren zu nehmen.

Also zusammengefasst: Nasse Haare gehören gekämmt, trockene Haare gebürstet. Verknotete Haare passen besser zum Kamm, entwirrte dürfen gebürstet werden.

Wer dazu neigt, dass sich die Haare sehr verknoten, der sollte sie schon vor dem Waschen gründlich kämmen. So kann man vermeiden, dass sich eventuelle Knoten beim Einmassieren des Shampoos noch weiter verstärken. Man sollte die Haare immer von den Spitzen beginnend kämmen oder bürsten. Würde man am Ansatz anfangen, könnte man etwaige Knoten weiter nach unten ziehen und immer mehr festigen. Außerdem gilt zu beachten: Während glatte Haare besser im trockenen Zustand gebürstet werden, sollten Locken wenn möglich nur dann vorsichtig durchgekämmt werden, wenn gerade eine Spülung oder eine Haarkur aufgetragen ist. Dadurch droht weniger Verknotungsgefahr, und die Locken lassen sich besser entwirren.

HAARGUMMIS – SO KNOTET MAN RICHTIG

Gezähmte Mähne

Frauen oder Männer mit langen Haaren können kaum auf Haargummis verzichten – sei es im Alltag, beim Sport oder auf der Arbeit. Doch nicht alle Haargummis sind gut für die Haare. Manche können die Haare beschädigen oder im schlimmsten Fall zu Haarverlust führen. Damit Sie diese unerwünschten Probleme vermeiden können, hier nun das kleine Einmaleins der Haargummis.

Der klassische Haargummi besteht aus einem elastischen Material, welches von einer dünnen Stoffschicht ummantelt ist. Wenn man seine Frisur mit dem Haargummi richtig bindet, sollten die Haare eigentlich keinen Schaden nehmen. Wenn die Haargummis jedoch Metallteile enthalten – viele sind mit Metallkrampen verschlossen – ist das anders. Die Haare können sich an dem Metall festklemmen und beim Lösen der Frisur ausreißen. Das harte Metall schädigt auch die Haarstruktur und führt leichter zu Haarbrüchen. Deshalb sollten Sie immer zu Haargummis ohne Metallteile greifen.

Spiralgummis bestehen meist aus Silikon oder anderen Kunststoffen und ähneln einer Telefonschnur. Durch ihre charakteristische Form schonen sie die Haare und sind deshalb besonders für dünne, empfindliche Haare geeignet. Im Vergleich zu normalen Haargummis führen sie fast nie zu dem klassischen »Haargummi-Knick«. Dieser Knick ist eine Art Abdruck, den ein normaler Haargummi nach längerem Tragen im Haar hinterlässt. Falls der Spiralgummi doch einmal ausleiern sollte, hilft ein kleiner Trick: Man legt ihn einfach in etwas heißes Wasser, und schon wird er wieder elastischer.

Auch die »Scrunchies«, die schon in den 1990er-Jahren sehr beliebt waren, sind schonend für die Haare und genießen immer wieder eine Renaissance. Insgesamt gilt bei Haargummis: je dicker, desto schonender für das Haar. Die Scrunchies sind mit besonders viel Stoff, unter anderem auch Samt, ummantelt, wodurch die Haare nicht direkt von dem Gummi geschädigt werden können. Noch dazu sind sie mit ihren bunten und vielfältigen Farben ein beliebtes Accessoire. Doch egal für welchen Haargummi Sie sich am Ende entscheiden – bei der Verwendung sollte man einige Dinge generell beachten, um die Haare zu schonen:

1. Um Schäden an den Haaren zu vermeiden, sollte man Haargummis immer nur so straff wie nötig, aber so locker wie möglich binden.

2. Wie schon beim Bürsten oder Kämmen gilt auch hier: Nur trockene Haare sollten mit Gummis gebunden werden. Nasse Haare können ansonsten durch die Gummis zu stark gedehnt werden und brechen.
3. Auch wenn gebundene Haare meistens praktischer und weniger störend sind, sollte man seine Haare immer mal wieder offen tragen. Wer nicht auf das Zusammenbinden verzichten kann, sollte zumindest häufiger mal verschiedene Frisuren ausprobieren, um den Haaren etwas Abwechslung zu geben.
4. Sobald Sie merken, dass Sie von einer Frisur Kopfschmerzen bekommen oder sie zu straff an den Haaren zieht, sollte die Frisur möglichst schnell gewechselt oder zumindest etwas aufgelockert werden, damit die Haare nicht durch den zu starken Zug ausfallen oder abbrechen.

Die Haare müssen aber nicht immer aufwendig gebunden oder geflochten werden. Auch eine einfache offene Frisur kann eine Wohltat für die Haare sein. Alternativ kann auch ein lockerer Dutt gemacht werden. Dieser sieht nicht nur schick aus, sondern ist auch sehr schonend für das Haar. Denn dabei werden die Haare meistens nur mit einer Haarklammer oder einer Schmetterlingsspange zusammengehalten und nicht so eng gebunden wie mit einem Haargummi. Auch hier gilt natürlich, dass Sie möglichst nur hochwertige Haarklammern und Spangen verwenden sollten, die keine scharfen Pressnähte oder Metallteile enthalten.

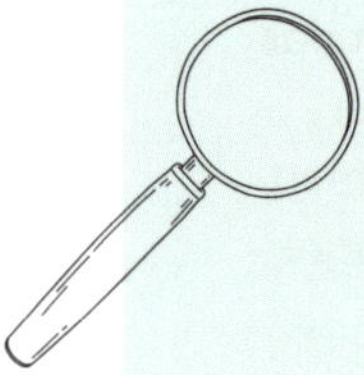

HAARGENAU:

DIE HAARE FÜR DIE NACHT VORBEREITEN

Damit Ihre Haare gesund bleiben, müssen sie auch in der Nacht geschützt werden. Besonders lange Haare können mit der falschen Frisur nachts schnell verfilzen oder sogar brechen.

Vor dem Schlafen sollten Sie Ihre Haare, als Schutz vor noch mehr Knoten am Morgen, sorgfältig kämmen und Knoten entfernen. Doch welche Frisur eignet sich nun zum Schlafen? Ein lockerer Zopf etwa verhindert versehentliches Abknicken und schützt die Haare. Als Kopfkissenüberzug eignet sich ein Seidenkissen, alternativ kann eine Seidenhaube getragen werden.

EXKURS:

HAARPFLEGE BEI KINDERN UND JUGENDLICHEN

Sicher kennen Sie das, wenn Sie einem Baby oder auch Kleinkind schon mal durchs Haar gefahren sind: Es fühlt sich viel weicher und flauschiger an als das eigene Haar. Das ist natürlich kein Zufall, sondern hat anatomische Gründe, die deutlich machen: Haar ist nicht gleich Haar. Bisher haben wir uns hauptsächlich mit der Haarpflege von Erwachsenen beschäftigt. Doch zwischen den Haaren von Erwachsenen und Kinderhaaren gibt es einige große Unterschiede. Haare verändern sich im Laufe des Lebens, an ihnen kann man unter anderem erkennen, in welchem Lebensabschnitt sich ein Mensch gerade befindet. Und je nach Alter braucht das Haar eine andere Pflege.

Säuglinge (bis zum ersten Lebensjahr)

Schon im Mutterleib entsteht bei einem Fötus auf der Haut das sogenannte Lanugohaar (siehe Kapitel 1), ein zarter, feiner Haarflaum, der kurz vor der Geburt ausfällt. Zur Welt kommen Kinder fast immer mit Augenbrauen und Wimpern. Kopfhaare hat nicht jedes Baby.

Wenn Säuglingen die ersten Kopfhaare wachsen, dann sind das keine fertigen Terminalhaare, sondern bis zum ersten Lebensjahr sogenannte Vellus- beziehungsweise Intermediärhaare, eine Vorstufe der späteren Terminalhaare. Diese Vellushaare besitzen kein Haarmark und sind dünner und empfindlicher als Terminalhaare. Säuglinge haben im Gegensatz zu Erwachsenen außerdem nur sehr wenige aktive Talgdrüsen auf dem Kopf, weshalb ihre Haare nicht fettig werden. Das muss man sich klarmachen, wenn man darüber nachdenkt, wie man Babyhaare am besten pflegt. Sie werden nicht fettig, deshalb reicht es, die Haare von Säuglingen rund ein- bis zweimal alle zwei Wochen mit lauwarmem Wasser zu waschen. Hierbei sollte man auf Shampoo verzichten, weil es die empfindlichen Haare und die Kopfhaut unnötig reizen würde.

Manche Kinder leiden in ihren ersten Lebensmonaten an sogenanntem Kopfgneis, im Medizinischen auch *seborrhoisches Ekzem* genannt (siehe Kapitel 2). Die Kopfhaut der betroffenen Kinder ist gerötet und mit Schuppen oder gelb-bräunlichen Krusten bedeckt, die gelegentlich unangenehm riechen können. Das mag komisch aussehen, ist aber nicht gefährlich. Diese fettigen, anhaftenden Schuppen können nicht nur auf der Kopfhaut, sondern auch im Gesicht des Kindes entstehen. In der Regel ist Kopfgneis nicht juckend und heilt ohne Behandlung ab.

Die Ursachen für Kopfgneis sind noch nicht vollständig bekannt, man vermutet aber, dass Hormone, die noch im Mutterleib an das Kind weitergegeben wurden, schuld daran sind. Diese Hormone verursachen eine übermäßige Talgproduktion und verkleben die natürlich entstehenden Hautschuppen, wodurch sich die klassischen gelb-bräunlichen Schuppen bilden.

In der Regel ist es nicht notwendig, diese Hautschuppen zu entfernen, da Kopfgneis auch ohne Behandlung meist innerhalb des ersten Lebensjahres verschwindet. Es handelt sich also um ein rein kosmetisches Problem. Möchte man die Schuppen aber trotzdem entfernen, sollte man die Kopfhaut der Kinder immer erst mit einem sanften Öl, beispielsweise Baby- oder Mandelöl, einreiben. Danach lassen sich die Schuppen mit einer weichen Bürste meist gut entfernen.

Ein weiteres Krankheitsbild, das dem Kopfgneis sehr ähnlich sein kann, ist der sogenannte Milchschorf, medizinisch *Crusta lactea* genannt. Auch Milchschorf zeigt sich als trockene, schuppige Kopfhaut, auf der sich im Verlauf harte, gelbliche Krusten bilden, die auch nässen können. Sie ähneln vom Aussehen her verbrannter Milch, daher ihr Name. Das wichtigste Unterscheidungsmerkmal zum Kopfgneis ist, dass die Kopfhaut stark jucken kann, wodurch die Kinder unruhig sind und schlecht

	Kopfgneis	Milchschorf
Aussehen der Schuppen	Weich, fettig, gelb bis bräunlich	Fest haftend, gelblich
Auftrittszeitpunkt	2. Lebenswoche bis 6. Lebensmonat	3.–5. Lebensmonat
Rötung	Keine Rötung	Rötung und Entzündung unter den Schuppen möglich
Juckreiz	Selten	Häufig
Behandlung	Schonendes Ablösen der Schuppen möglich, aber kein Muss	Medizinische Behandlung

schlafen. Wenn sich die Kopfhaut der Kinder entzündet, kann eine medizinische Behandlung notwendig werden. Dazu zählt das Ablösen der Schuppen mithilfe von naturkosmetischem Babyöl oder schuppenlösenden Cremes. Wer seinem Kind naturheilkundlich helfen möchte, kann den Milchschorf auch mit Stiefmütterchentee, äußerlich aufgetragen, behandeln. Ebenso beliebt sind Gerbstoffe (Schwarztee) mit einigen Tropfen Olivenöl. Milchschorf gilt als Vorstufe von Neurodermitis, betroffene Kinder haben deshalb ein erhöhtes Risiko, an Neurodermitis zu erkranken.

Kinder (2.–9. Lebensjahr)

Kinder im Kindergarten- und Grundschulalter haben, ähnlich wie Säuglinge, eine geringe Talgdrüsenaktivität. Dementsprechend werden ihre Haare auch nur selten fettig und müssen nicht mit stark entfettenden Shampoos gewaschen werden. Am besten eignen sich sanfte Kindershampoos oder tatsächlich einfach nur lauwarmes Wasser. Kinder in diesem Alter haben allerdings oft Spaß an reichlich Schaum in der Wanne.

Zwar sollten die Haare von Kleinkindern häufiger gewaschen werden als die von Säuglingen, es reicht aber etwa ein- bis zweimal pro Woche. Wenn die Kinder viel draußen toben, kann man die schmutzigen Haare natürlich auch öfter waschen. Man sollte nur immer darauf achten, dass die Haare durch häufiges Waschen nicht austrocknen und die Kopfhaut nicht gereizt wird. Durch die geringe Menge an Talg sind Kinderhaare generell schon eher trocken und empfindlich, besonders gegenüber Hitze im Sommer oder starker Kälte im Winter.

Noch ein weiterer Tipp, falls Ihr Kind gerne einen Seitenscheitel trägt: Wechseln Sie nach Möglichkeit öfter mal die Scheitelseite, damit sich die Haare nicht an eine bestimmte Seite gewöhnen und nur noch so wachsen.

Jugendliche

Mit der Pubertät verändert sich der ganze Körper und damit auch die Haare und die Haut. Das liegt an den Hormonschwankungen, durch die der heranwachsende Körper durchmuss. Auch hier spielt das Testosteron wieder eine Schlüsselrolle. Es regt im Verlauf der Pubertät die Talgproduktion mehr und mehr an. Die logische Folge: Die Haare werden schneller fettig und müssen deshalb auch deutlich öfter gewaschen werden. Je nachdem, wie schnell die Haare fetten, sollte man sie alle zwei bis drei Tage, eventuell auch öfter, mit einem Shampoo waschen. Gerade Mädchen in diesem Alter achten immer mehr auf ihr Äußeres und werden schnell selbst ihren Haarwasch-Rhythmus finden.

Ein weiteres Problem, das Jungs wie Mädchen in der Pubertät häufig schwer belastet: Pickel. Manchmal sogar eine leichte bis mittelschwere Akne. Durch die erhöhte Talgproduktion können die Talgdrüsen in der Haut einfacher verstopfen und sich entzünden. Das führt zu der Anfälligkeit für Pickel. In gewissem Maße sind Pickel in der Pubertät völlig normal. Sollten sie jedoch übermäßig auftreten oder sich eitrige Entzündungen bilden, ist es immer ratsam, einen Hautarzt aufzusuchen.

HAARPFLEGE-MEMO TO GO

Wie Sie nun an verschiedenen Stellen im Buch erfahren haben, kann Haarpflege sehr komplex sein. Deshalb wollen wir Ihnen hier – sozusagen für das Anheften an den Badezimmerschrank, den Spiegel, den Kosmetikkoffer oder Kulturbeutel – noch einmal kurz zusammenfassen, wie die einzelnen Haartypen am besten gepflegt werden sollten.

Haben Sie ...
... normales Haar, werden Ihre Haare weder zu schnell fettig noch sind sie grundsätzlich zu trocken? Dann sollten Sie möglichst darauf achten, dieses Gleichgewicht beizubehalten. Wenn die Haare nicht zu fettig sind, sollte man sie nur etwa zwei- bis dreimal pro Woche waschen. Ein- bis zweimal in der Woche lohnt es sich, besonders bei längeren Haaren, eine Spülung zu verwenden und nach dem Waschen gelegentlich Haaröl für strapazierte Längen und Spitzen zu nutzen. Zur gelegentlichen Pflege eignet sich auch eine Haarmaske, diese sollte man etwa einmal alle zwei Wochen auftragen.

Generell, aber ganz besonders bei normalem oder sprödem Haar gilt: nach Möglichkeit Finger weg von Produkten mit Silikonen. Silikone schützen und verschließen das Haar zwar gegen schädliche Einflüsse von außen, trocknen die Haare aber zusätzlich aus und können so zu Schäden führen.

... fettiges Haar, dann dreht sich die Haarpflege hauptsächlich darum, die Haare vom überschüssigen Talg zu befreien. Waschen Sie die Haare deshalb möglichst, sobald sie wieder fettig sind, mit einem Shampoo. Bei fettigen Haaren sollte man besonders auf gut verträgliche Shampoos mit milden Tensiden und Sheabutter, Macadamiaöl oder Panthenol achten, da aggressivere Shampoos bei einer so häufigen Anwendung die Kopfhaut reizen könnten. Wichtig ist außerdem, dass sie keinen Alkohol und kein Parfüm enthalten.

Sehr fettige Haare profitieren davon, wenn sie, im übertragenen Sinne, »frei atmen können«. Deshalb sollten Sie »schwere« Pflegeprodukte wie Haarmasken nur etwa ein- bis zweimal im Monat nutzen und auch nicht auf die Kopfhaut auftragen. Ähnliches gilt für Spülungen, die Ihre Haare mit Fett und Feuchtigkeit versorgen sollen. Nutzen Sie diese höchstens einmal pro Woche und möglichst nur in den Spitzen.

Wichtig zu beachten ist, dass fettiges Haar immer auch ein guter Nährboden für Mikroorganismen wie Pilze und Bakterien sein kann. Sollten Sie Veränderungen an Ihren Haaren oder der Kopfhaut, beispielsweise gelbliche Schuppen, bemerken, kann das für eine Hefepilzbesiedlung sprechen. Das ist nicht besonders schlimm, sollte aber nach Möglichkeit von einem Hautarzt behandelt werden.

... trockenes Haar, dann bilden Ihre Talgdrüsen vermutlich zu wenig Talg, wodurch Ihre Haare austrocknen und eher zu Spliss neigen. Diesem Wasserverlust und den fehlenden Fetten sollte man mit einer guten Pflege entgegenwirken. Der erste Schritt dazu sind wie so oft milde Shampoos und nicht zu häufiges Waschen, damit Ihren Haaren nicht noch mehr Fett entzogen wird. Waschen Sie Ihre Haare deshalb möglichst nur maximal ein- bis zweimal pro Woche und geben Sie etwa nach jeder zweiten Wäsche eine pflegende und rückfettende Spülung in die Längen und Spitzen. Vermeiden Sie Shampoos und Pflegeprodukte, die Sulfate oder Alkohol enthalten, da diese das Haar austrocknen können. Wählen Sie stattdessen Shampoos, die speziell für trockenes Haar formuliert sind und feuchtigkeitsspendende Inhaltsstoffe wie Panthenol, Glycerin oder Arganöl enthalten. Haarmasken sollten Sie etwa zweimal im Monat verwenden, um die Haare mit pflegenden Nährstoffen zu versorgen.

Damit die Haare nicht zu trocken werden, sollten Sie etwa zweimal in der Woche Haaröl als Intensivpflege besonders in die Längen und Spitzen geben.

Vermeiden Sie zu heißes Föhnen oder UV-Strahlen von der prallen Sonne im Sommer, damit die Haare nicht noch weiter austrocknen und brüchig werden.

Trockene Haare zeigen meistens auch eine trockene Kopfhaut. Wenn Sie zudem unter Juckreiz, Spannungsgefühl und leicht trockenen Schuppen leiden, ist eine regelmäßige Kopfhautmaske empfehlenswert. Diese steigert die Feuchtigkeit und lindert den Juckreiz auf der Kopfhaut. In solchen Fällen ist die Wahl eines Babyshampoos als milde Alternative übrigens oft sehr hilfreich.

... lockiges Haar, ist hier Ihr oberstes Ziel, Ihre Haare geschmeidig und gesund zu halten, damit sie nicht brechen. Stark gelockte oder krause Haare haben ein grundsätzliches Problem: sie fetten vor allem am Haaransatz, der schützende Talg schafft es aber durch die vielen Windungen oft nicht bis in die Spitzen. Diese können also schneller austrocknen und spröde werden. Sie sollten deshalb regelmäßig gefettet werden. Spliss und spröde Spitzen entstehen außerdem durch eine stärkere Reibung der Haare untereinander.

Die besten Freunde von sehr lockigem oder krausem Haar sind also Spülungen und Haaröle. Ähnlich wie normales Haar sollte man lockiges oder krauses Haar zwei- bis dreimal pro Woche waschen (sofern keine trockene Kopfhaut vorliegt – dann bitte nur ein- bis zweimal pro Woche mit einem milden und feuchtigkeitsspendenden Shampoo). Hier kann man aber schon etwa nach jeder zweiten Wäsche eine pflegende Spülung verwenden, die auch hilft, das Haar zu entwirren, Feuchtigkeit zu spenden und es weich und geschmeidig zu machen. Pflegende Haarmasken sollte man etwa jede zweite Woche verwenden. Sind die Haarspitzen bei krausem Haar sehr trocken, lohnt es sich, nach jeder Wäsche eine kleine Menge Haaröl in das nasse Haar zu kneten und die Haare an der Luft trocknen zu lassen. Im Winter oder wenn es schnell gehen muss kann auch auf mittlerer Stufe geföhnt werden. Heiße Föhnluft würde die ohnehin schon angeschlagenen Spitzen zusätzlich austrocknen, wodurch sie spröder und brüchiger werden würden.

Föhnen Sie die Haare also nur auf mittlerer Wärme und mit genügend Abstand. Geglättet werden sollten krause Haare möglichst gar nicht, da das heiße Glätteisen die zu Spliss neigenden Spitzen und auch die Längen – wie jede andere Hitzebehandlung – stark belastet. Falls es doch einmal sein muss, etwa für einen besonderen Anlass, verwenden Sie auf jeden Fall einen Hitzeschutz.

Vermeiden Sie übermäßiges Bürsten oder Kämmen, da die mechanische Reibung das empfindliche Haar strapazieren kann und verwenden Sie einen grobzinkigen Kamm oder eine Bürste mit weichen Borsten.

Idealerweise sollten Sie die Haare nur durchkämmen, wenn gerade eine Pflegespülung aufgetragen ist, weil sie sich dann am besten entwirren lassen. Nach dem Auswaschen des Conditioners sollten sie nur noch geknetet und nicht mehr gekämmt oder gebürstet werden. So kommen auch die Locken am besten zur Geltung.

Bei krausen Haaren lohnt sich ein Friseurbesuch zum Spitzenschneiden alle drei bis vier Monate, da die Splissneigung bei diesem Haartyp erhöht ist.

... dünnes Haar, dann sollten Sie es Ihrem Kophauttyp entsprechend pflegen, jedoch mit Produkten, die das Haar nicht beschweren. Zusätzlich sollte geklärt werden, ob Haarausfall die Ursache für das dünne Haar ist.

Für die schnelle Übersicht haben wir hier eine Tabelle erstellt, die die wichtigsten Pflegetipps für jeden Haartyp noch einmal zusammenfasst:

Reinigen	Pflegen
Normales Haar Shampoo 2 bis 3 Mal pro Woche	Spülung 1 bis 2 Mal pro Woche, Haarmaske/Haarkur alle 2 Wochen Für langes Haar: Spülung bei jeder Wäsche
Schnell fettendes Haar Shampoo, sobald Haare fettig sind	Spülung max. 1 Mal pro Woche, Haarmaske alle 2 bis 4 Wochen Bei langem Haar: Spülung nur in die Spitzen geben
Trockenes/strapaziertes Haar Shampoo max. 1 bis 2 Mal pro Woche	Spülung 1 bis 2 Mal pro Woche, Haarmaske alle 2 Wochen in Längen und Spitzen geben
Lockiges Haar Shampoo 2 bis 3 Mal pro Woche	Spülung 2 Mal pro Woche Haarmaske alle 2 Wochen
Dünnes Haar Shampoo 2 bis 3 Mal pro Woche	Spülung 1 Mal pro Woche, Haarmaske alle 2 Wochen Für langes Haar: Spülung ab Schulter in die Längen und Spitzen geben

Stärken	Tipp
Normales Haar Haaröl in Längen und Spitzen als Intensivpflege geben	Keine silikonhaltigen Produkte verwenden
Schnell fettendes Haar Haartonikum regelmäßig auftragen	Bei fettigen Schuppen: mögliche Hefepilzbesiedlung; Antipilzmittel können helfen
Trockenes/strapaziertes Haar 1 bis 2 Mal die Woche Haaröl in Längen und Spitzen als Intensivpflege geben	Haare auf mittlerer Stufe föhnen
Lockiges Haar Haaröl nach jeder Wäsche in Längen und Spitzen geben	Haare am besten an der Luft trocknen lassen und nur mit Spülung im Haar kämmen
Dünnes Haar Haartonikum nach jeder Haarwäsche	Ursache abklären – Haarausfall? Ernährung, falsche Haarpflege, Genetik, Autoimmunerkrankung, andere Erkrankungen, Medikamente

HAARENTFERNUNG – GLATT, GLATTER, AM GLATTESTEN

Rasieren, cremen, epilieren, waxen oder lasern?

Bisher haben wir uns hauptsächlich damit beschäftigt, wie man möglichst viele Haare behalten kann und Haarausfall vorbeugt. Doch mal ehrlich, wir sind einen Großteil unserer Körperpflege auch damit beschäftigt, Haare endlich loszuwerden, sei es im Intimbereich, an den Beinen oder unter den Achseln. Ein enthaarter Körper wird immer mehr zum Schönheitsideal.

Dieses Phänomen gibt es nicht erst seit einigen Jahrzehnten. Schon vor Tausenden von Jahren haben sich unsere frühen Vorfahren, die Steinzeitmenschen, rasiert. Archäologische Funde und Wandmalereien deuten darauf hin, dass Menschen schon damals verschiedene Wege der Haarentfernung kannten. Doch die Rasur hatte damals wohl eher keinen ästhetischen, sondern einen durchaus praktischen Grund. Zum einen konnten unsere Vorfahren auf diese Weise wohl Läuse und Milben fernhalten, zum anderen war ein möglichst haarfreier Körper und Kopf ein Vorteil beim Kämpfen. Ohne eine große Mähne hatte der Gegner weniger Möglichkeiten, den Menschen im Kampf zu greifen.

Die frühen Steinzeitmenschen nutzten zur Rasur noch primitiv geschliffene Steine oder Muscheln. Doch bereits die alten Ägypter entwickelten immer fortschrittlichere Methoden zur Haarentfernung, die selbst heute noch in abgewandelter Form genutzt werden. So nutzten sie beispielsweise Pinzetten aus Muscheln, um einzelne Haare auszureißen, scharfe Messer zur Rasur oder sogar Enthaarungspasten, die man heute als *Sugaring* kennt.

Über die Zeit der Römer und Griechen zog sich die kulturelle Haarentfernung immer weiter bis ins Mittelalter. Das mittelalterliche Schönheitsideal war vielerorts eine Frau mit schneeweißer und haarloser Haut. Insbesondere in dieser Zeit wurden viele neue, teils sehr skurrile Rezepte zur Haarentfernung erfunden. Ein paar beispielhafte Zutaten waren zerkochte Blutegel, Asche von verbrannten Schwalben, Kalbs-Urin und viele weitere »kreative« Materialien.

Im 17. Jahrhundert kam das erste Rasiermesser auf den westlichen Markt, obwohl es schon viel eher erfunden wurde. Mit seiner Verbreitung entstand dann auch der Beruf des Barbiers. In der muslimischen Kultur war das Rasiermesser schon lange bekannt.

Der größte Meilenstein für die Haarentfernung in der Moderne war aber vermutlich die Erfindung des ersten Einwegrasierers im Jahre 1903. Durch diverse

Modetrends wurde insbesondere bei Frauen zuerst die Rasur der Achseln und kurz darauf auch der Beinhaare immer beliebter. In Europa war der Enthaarungstrend allerdings bis in die 1950er-Jahre noch nicht so richtig angekommen. Erst mit einigen Filmen des amerikanischen Kinos schwappte er auch langsam nach Europa und wurde auch dort zum Schönheitsideal.

Heutzutage geht der Trend sowohl bei Männern als auch bei Frauen immer mehr zur Ganzkörperhaarentfernung. Das liegt neben den Schönheitsidealen vermutlich auch daran, dass Menschen heutzutage die Haare in bestimmten Körperregionen kaum noch »benötigen«. Die eigentliche Funktion der Haare ist der Schutz der jeweiligen Körperregion, beispielsweise schützt die Intimbehaarung den Intimbereich vor übermäßiger Kälte und verschiedenen Krankheitserregern. Die weiteren Haare sind ebenfalls eine Art Schutzschicht des Körpers gegen kühle Umgebungen. Sie bauen ein Luftpolster auf, das die Wärme am Körper hält.

Unsere heutigen Lebensstandards und hygienischen Bedingungen ermöglichen es uns jedoch, weitestgehend problemlos auf all diese Haare und ihre Aufgaben zu verzichten.

Dank der langen Geschichte der Haarentfernung gibt es heute eine Vielzahl von verschiedenen, unterschiedlich effektiven Methoden, die wir Ihnen hier mit ihren jeweiligen Vor- und Nachteilen vorstellen wollen. Dabei möchten wir insbesondere auf die medizinischen Aspekte eingehen, die im Alltag häufig zu kurz kommen.

Wie rasiert man richtig?

Die Rasur ist wohl die beliebteste Methode der Haarentfernung. Es ist nicht verwunderlich, dass bis zu 80 Prozent der Frauen und bis zu 50 Prozent der Männer ihren Körper rasieren. Denn die Rasur ist die wohl schnellste, einfachste, preiswerteste und im Vergleich zu anderen Methoden auch am wenigsten schmerzhafte.

Grundsätzlich unterscheidet man bei der Rasur zwischen einer Trocken- und einer Nassrasur. Mit dem richtigen Rasierschaum oder Rasiergel ist die Nassrasur durchaus hautschonend. Kommt es doch zu kleinen Verletzungen, sollen die Inhaltsstoffe des Rasierschaums die Wunden schnell verschließen und Entzündungen verhindern.

Die Rasur sollte möglichst in die Wuchsrichtung der Haare (»mit dem Strich«) durchgeführt werden und nur wenn wirklich nötig danach gegen die Wuchsrichtung. Also beispielsweise am Bein zuerst in Richtung Fuß und dann bei Bedarf zurück in Richtung Oberschenkel.

Grundsätzlich gilt: keine stumpfen Rasierklingen verwenden und Nassrasierer nicht ohne Rasierschaum verwenden, da die Haut sonst zusätzlich gereizt wird. Darüber hinaus sollte der Rasierer nach jeder Rasur gründlich gereinigt werden.

Zwar ist die Rasur relativ einfach und schnell erledigt, sie entfernt die Haare jedoch nicht dauerhaft. Schon nach kurzer Zeit entstehen die ersten Stoppeln, und die Haare wachsen wieder nach. Das liegt daran, dass die Wurzel der Haare von der Rasur kaum geschädigt wird. Wer jedoch eine schnelle, wenn auch kurzfristige Haarentfernung benötigt, für den ist die Rasur sehr gut geeignet.

Vor der Rasur sollte die Haut möglichst sauber sein, damit keine Erreger in mögliche kleine Wunden gelangen können. Dort würden sie ansonsten Entzündungen auslösen. Nach der Haarentfernung sollte die Haut immer mit einer beruhigenden Creme eingerieben werden, um möglichen Reizungen vorzubeugen.

Eine Trockenrasur mit einem Elektrorasierer ist hautschonender als eine Nassrasur. Da der Elektrorasierer die Haare nicht so tief abschneidet, reizt er die Haut weniger. Außerdem sind auch Schnittverletzungen eher unwahrscheinlich.

Ein Nachteil bei der Haarentfernung mit dem Elektrorasierer ist jedoch, dass die Rasur nicht so gründlich ist und die Stoppeln schnell wieder spürbar beziehungsweise sichtbar werden.

Kann man Haare wegcremen?

Enthaarungscremes werben oft mit einer schmerzfreien, einfachen und effektiven Haarentfernung. Dass die Behandlung aber nicht ganz so schonend für die Haut ist, zeigt schon der Wirkmechanismus der Cremes. Die enthaltenen Chemikalien, meist die sogenannte Thioglykolsäure und Natriumhydroxid (auch als Natronlauge bekannt), greifen die Proteinstruktur der Haare so stark an, dass man sie nach kurzer Einwirkzeit bereits mit einer Art Spatel vom Körper ablösen kann.

Diese Chemikalien beschränken sich aber natürlich nicht nur auf die Haare selbst. Sie greifen auch diverse Proteine der Haut an und führen bei empfindlichen Personen schnell zu Rötungen und schmerzhaftem Juckreiz. Entscheidet man sich für eine Enthaarungscreme, sollte man deshalb vor der Anwendung an einer kleinen Hautstelle testen, ob man das Produkt überhaupt verträgt.

Neben den möglichen Schäden der Haut tritt bei der Anwendung von Enthaarungscremes, wenn die Haare von den Chemikalien angegriffen werden, auch ein sehr unangenehmer Geruch auf. Ein weiterer Nachteil ist, dass die Ergebnisse nicht wesentlich länger halten als bei einer Rasur. Die Haare werden nämlich, ähnlich wie bei der Rasur, nur auf Höhe der Haut abgetrennt. Da nicht das ganze Haar ausgerissen beziehungsweise entfernt wird, wachsen die Haare schnell wieder nach und bilden Stoppeln.

Wichtig: Haarentfernungscremes sollten niemals im Intimbereich angewendet werden. Kommen die Chemikalien mit Schleimhäuten in Kontakt, können sie diese enorm schädigen und starke Schmerzen hervorrufen.

Eine Enthaarungscreme bietet also auf den ersten Blick ansprechende Ergebnisse, ist aber im Vergleich zu anderen Methoden mit vielen Nachteilen und Risiken verbunden.

Sollte ich zum Epilierer greifen?

Wer nicht so häufig rasieren oder Enthaarungscremes verwenden will, für den ist der Epilierer vielleicht das Gerät der Wahl. Jedoch ist die Epilation, so kann man das sicher zusammenfassen, nicht für sehr schmerzempfindliche Personen geeignet. Denn dabei wird, wie mit einer feinen Pinzette, jedes Haar einzeln ausgerissen. Natürlich nicht per Hand, sondern mit dem Epilierer. Trotzdem, das schmerzt! In der Regel gewöhnt man sich jedoch nach mehreren Anwendungen an die damit verbundenen Schmerzen, sodass es nicht mehr ganz so unangenehm ist.

Wichtig: Epilierer kann man nicht für jede Haarlänge verwenden. Zu kurze Haare können nicht gegriffen werden, und zu lange Haare können schmerzhaft im Gerät hängen bleiben. Ideal wäre eine Länge von zwei bis fünf Millimetern.

Das Positive an der Epilation: Die behandelten Stellen sind für bis zu vier Wochen frei von Haaren, und man erhält ein weicheres Ergebnis als bei der Rasur. Da man die Haarfollikel nicht langfristig schädigt, wachsen die Haare jedoch nach wenigen Wochen wieder nach.

Auch die Epilation stellt eine starke Belastung für die Haut dar. Man kann sich vorstellen, dass es für sie nicht besonders schonend ist, wenn Hunderte oder Tausende Haare einzeln ausgerissen werden. Deshalb sollte man im Anschluss an die Epilation eine beruhigende Creme oder Lotion auftragen, damit die Haut zur Ruhe kommt und sich erholen kann. Auch regelmäßige Peelings sind nach einer Epilation wichtig, damit es nicht zu schmerzhaften eingewachsenen Haaren kommt. Diese Peelings entfernen abgestorbene Hautschuppen und Unreinheiten, die beim Rasieren zu kleinen Entzündungen führen könnten. Wenn Sie doch mal ein eingewachsenes Haar finden sollten, achten Sie unbedingt darauf, dass die verwendeten Peelings keine reizenden Inhaltsstoffe wie Zitronensäure enthalten. Ansonsten könnten sich die eingewachsenen Haare schmerzhaft entzünden.

Waxing: Der heiße und kalte Schauer, wie geht das?

Das Waxing beziehungsweise Sugaring ist der direkte Konkurrent zur Epilation. Denn genau wie bei der Epilation werden die Haare hier an der Wurzel ausgerissen, was im ersten Moment sehr schmerzhaft ist. Viele Leute nehmen das Waxing aber als vergleichsweise angenehmer wahr, da hier eine große Hautfläche mit einem kurzen, schmerzhaften Ruck von den Haaren befreit wird. Die Haare werden also nicht einzeln, sondern in Gruppen ausgerissen.

Um die Schmerzen und die nachfolgende Reizung der Haut möglichst gering zu halten, kann man einige Dinge im Voraus beachten. Es kann beispielsweise hilfreich sein, die Haut mit warmen Kompressen oder einem warmen Bad vorzubereiten. Dadurch lassen sich die Haare besser entfernen, was das Waxing etwas weniger schmerzhaft macht. Gegen spätere Rötungen oder mögliche Infektionen sollte man die Haut vor dem Waxing gründlich mit Hygienetüchern oder ein wenig milder Seife und lauwarmem Wasser reinigen.

Beim Waxing unterscheidet man verschiedene Varianten: Warmwachs, Kaltwachs und Sugaring. Bei der Warmwachsbehandlung (*Hot Waxing*) wird das Wachs zuerst erwärmt und somit verflüssigt. Dann streicht man es auf die zu enthaarenden Stellen auf und bringt Papier- oder Baumwollstreifen auf das Wachs auf. Sobald es abgekühlt und ausgehärtet ist, werden die Tücher mitsamt dem Wachs mit einem festen Ruck abgezogen. Wichtig bei Warmwachs: Man sollte immer darauf achten, dass das Wachs beim Erhitzen nicht zu heiß wird. Sonst können starke Verbrennungen entstehen. Das sogenannte Brazilian Waxing ist eine Sonderform des warmen Waxings. Es wird nur im Intimbereich angewendet.

Beim Waxing mit Kaltwachs werden vorgefertigte, kalte Wachsstreifen auf die Haut aufgetragen und gründlich festgestrichen. Im Anschluss werden auch diese Streifen mitsamt den Haaren abgezogen. Das Verfahren ist nicht weniger schmerzhaft als die anderen Formen des Waxings, jedoch gibt es hier keine Gefahr von Verbrennungen.

Das Sugaring (auch *Halawa* genannt) unterscheidet sich vom Waxing durch das verwendete Material. Hier wird meist eine Paste aus Zucker und beispielsweise Zitronensaft für die Haarentfernung genutzt. Die Paste wird angemischt, im flüssigen Zustand aufgetragen und man wartet auch hier, bis sie ausgehärtet ist, um sie anschließend mitsamt den Haaren wieder abzuziehen. Sugaring eignet sich besonders für Menschen, die allergisch auf Inhaltsstoffe der Waxing-Produkte reagieren. Die Paste lässt sich auch einfach zu Hause herstellen und anwenden.

Bei allen Arten des Waxings ist die Haut bis zu drei Tage nach der Behandlung gereizt und gerötet. Um die Haut möglichst gut zu pflegen, sollte man nach der Behandlung beruhigende Lotionen oder Gels auftragen. Wichtig ist auch ein regelmäßiges Peeling, um eingewachsene Haare zu verhindern. Diese entstehen, wenn Haare nicht ganz ausgerissen, sondern nur abgerissen werden und ein kleiner Rest des Haares unter der Haut verbleibt. Das Haar kann dann in die Haut einwachsen und schmerzhafte Entzündungen hervorrufen.

Das Waxing muss in der Regel nur etwa alle vier Wochen wiederholt werden, weil die Haare dann wieder auf eine ausreichende Länge nachgewachsen sind. Für ein effektives Waxing müssen die Haare mindestens 0,5 bis 1 Zentimeter lang sein. Bei regelmäßiger Anwendung wachsen die Haare in den entsprechenden Regionen etwas dünner nach.

Lasern – wirklich für immer haarfrei?

Bei allen bisher genannten Methoden werden die Haare zwar gekürzt oder ausgerissen, aber der Haarfollikel innerhalb der Haut bleibt erhalten. Dadurch können die Haare immer wieder nachwachsen, und die Haarentfernung muss regelmäßig wiederholt werden. Wenn Sie die Haare jedoch dauerhaft entfernen wollen, müssen die Haarfollikel mithilfe von Lasern oder sogenannten intensiven Lichtimpulsen (IPL) zerstört werden. Die Haarfollikel werden dabei durch den Laser erhitzt und geschädigt. Wie effektiv die Behandlung ist, hängt davon ab, wie stark die Haare und die Haut pigmentiert sind. Je dunkler die Haare, desto mehr Energie nehmen die Follikel auf und desto besser lassen sie sich zerstören.

Durch die Hitze kann die Behandlung mit Lasern oder starken Lichtimpulsen schmerzhaft sein. Der Schmerz ist aber in der Regel nicht so stark wie bei der Epilation. Das regelrechte Verglühen der Haarfollikel führt oft auch zu einem unangenehmen Geruch und leichten Hautveränderungen in den behandelten Bereichen. In der Regel ist dies jedoch ein Zeichen dafür, dass die Behandlung erfolgreich war, und die Hautveränderungen verschwinden schnell wieder.

Die laser- oder lichtgesteuerte Haarentfernung funktioniert grundsätzlich nur bei Haarfollikeln, die sich in der Wachstumsphase befinden. Mindestens 15 Prozent der Haare befinden sich jedoch in der Ruhe- oder Rückbildungsphase. Deshalb kann eine dauerhafte Haarentfernung nicht mit einer oder zwei Sitzungen erreicht werden, sondern muss bis zu zehn Mal wiederholt werden. Bei dunklen Haaren sind im Schnitt weniger Behandlungen notwendig.

Seit einigen Jahren gibt es auch sogenannte IPL-Geräte für zu Hause. Die Behandlung mit diesen Geräten funktioniert grundsätzlich sehr ähnlich wie die Laserbehandlung, jedoch werden hier deutlich mehr verschiedene Lichtimpulse ausgesendet. Dadurch können neben den Haarfollikeln auf Dauer auch Tattoos oder die Haut selbst erwärmt beziehungsweise gereizt werden. Bei falscher Anwendung können also Verbrennungen oder Hautirritationen auftreten, weshalb eine dauerhafte Haarentfernung immer vom Fachmann durchgeführt werden sollte. Die Geräte für zu Hause sind meist auch weniger effektiv und führen nicht immer zu den gewünschten Ergebnissen.

Aber wie effektiv ist eine dauerhafte Haarentfernung überhaupt? Grundsätzlich geht es nicht darum, wirklich jedes letzte Haar in den gewünschten Bereichen zu entfernen, sondern das Haarwachstum so stark wie möglich zu reduzieren. Das gelingt in der Regel auch sehr gut. Nach einigen Jahren können einzelne wenige Haare wieder wachsen, die nicht komplett zerstört wurden. In der Regel liefert eine professionell durchgeführte, dauerhafte Haarentfernung aber meist sehr gute Ergebnisse.

Man sollte jedoch beachten, dass diese Art der Haarentfernung nicht für Menschen mit sehr hellem, blondem oder weißem Haar geeignet ist. Die Haare enthalten einfach zu wenig Pigment, um genug Energie aufzunehmen.

Die Nachteile der dauerhaften Haarentfernung sind mögliche Hautirritationen und Verbrennungen bei falscher Anwendung. Sie treten meist auf, wenn die Energie des Lasers oder der IPL zu hoch eingestellt wurde oder die Haut frisch gebräunt ist. Eine Kühlung der Haut während der Behandlung und eine intensive Nachsorge verringern die Nebenwirkungen aber erheblich. Wer seine Haare dauerhaft entfernen möchte, sollte sich auch den großen Kosten für eine solche Behandlung bewusst sein. Da mehrere Sitzungen notwendig sind, kann eine Haarentfernung schnell mehrere Tausend Euro kosten.

Wirkung verschiedener Haarentfernungsmethoden

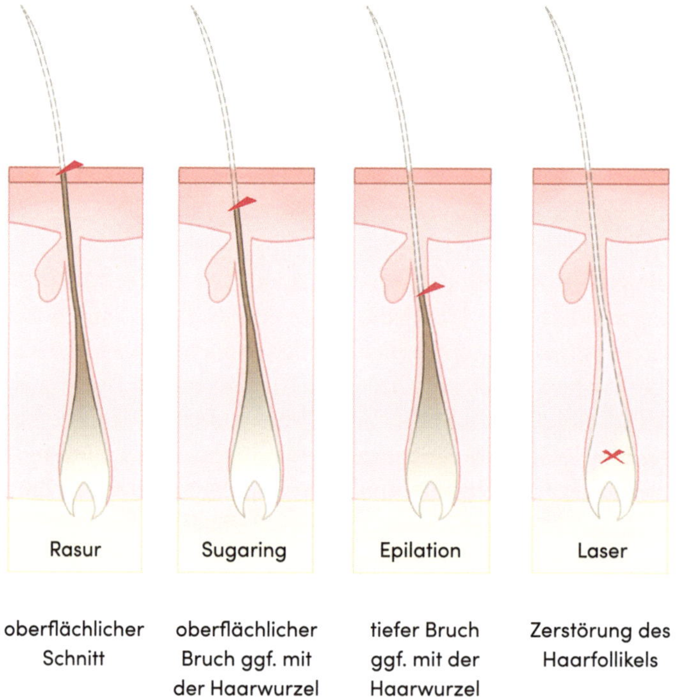

Kapitel 4

ERNÄHRUNG FÜR DIE HAARE

GESUND, GESÜNDER, VITAMINE

Wir kommen in diesem Buch nicht darum herum, uns immer mal wieder vorzustellen, wie wir die langen Gänge einer Drogerie entlangschlendern. Dabei stechen einem auch immer wieder Shampoos ins Auge, die fast klingen wie die Zubereitung eines frischen Mittagessens: Mit Granatapfel. Mit Hafer. Mit Aprikose oder Melone.

Immer häufiger folgen auf diese Regale mit den Pflegeprodukten welche mit Nahrungsergänzungsmitteln, die man nicht in die Haare schmieren, sondern schlucken soll, damit die Haare glänzen und wachsen.

Das wirft die Frage auf, welchen Einfluss die Ernährung auf unsere Haare hat. Welche Nährstoffe, die wir aufnehmen, kommen in den Haaren wirklich an und werden von diesen auch dringend benötigt?

Wir machen es mal kurz und schmerzlos: Die Wirkung von Nahrungsergänzungsmitteln konnte in den meisten Fällen nicht wissenschaftlich nachgewiesen werden. Die wenigen unabhängigen und verwertbaren Studien lassen schlichtweg vermuten, dass die Mittel wohl eher keinen oder nur einen geringen Effekt auf die Haare haben.

Aber, da sie nun mal überall zu finden sind, wollen wir Sie mit dieser Aussage nicht einfach so stehen lassen, sondern uns in diesem Kapitel die verschiedenen Vitamine und Mineralstoffe einmal anschauen. Zumindest jene, die eine (geringe) Auswirkung auf die Haare haben – wenn auch nicht unbedingt durch Nahrungsergänzungsmittel, sondern schlichtweg durch eine normale Ernährung.

Vitamine gehören zu den wichtigsten Nährstoffen für den Körper. Das besagt schon der Name selbst: *Vita* steht im Lateinischen nämlich für das Leben. Tatsächlich erfüllen Vitamine im Körper so viele wichtige Funktionen, dass ein Leben ohne sie gar nicht möglich wäre. Vitamine steuern beispielsweise unzählige Stoffwechselprozesse, regulieren das Immunsystem und schützen den Körper vor schädlichen Stoffen.

Da unser Körper die Vitamine kaum selbst herstellen kann, gehören sie zu den sogenannten essenziellen Nährstoffen, die zwingend mit der Nahrung aufgenommen werden müssen. Nur das Vitamin D, das Sonnenvitamin, bildet eine Ausnahme. Mithilfe der Sonne kann unser Körper das Vitamin selbst herstellen. Man sollte Vitamin D jedoch auch über das Essen aufnehmen, weil die selbst im Körper hergestellte Menge manchmal nicht ausreicht.

In diversen Studien konnte gezeigt werden, dass Vitamine auch auf den Haarzyklus entscheidende Effekte haben. Leider konnte die Forschung noch nicht klären, wie genau Vitamine das Wachstum und die Gesundheit der Haare beeinflussen. Fest steht jedoch, dass sie einen Einfluss haben und eine ausgewogene, vitaminreiche Ernährung wichtig für eine gesunde Haut und gesundes Haar ist.

Da die Wirkung der Vitamine auf die Haut besser erforscht ist, werden wir an manchen Stellen in diesem Kapitel auch auf diese eingehen. Denn klar ist: Nur mit einer gesunden Haut können auch die Haare gesund wachsen.

Lassen Sie uns nun einen Blick auf die wichtigsten Vitamine und Nährstoffe für Haut und Haar werfen.

Vitamin A (Retinsäure/Retinol)

Vitamin A und verschiedene Medikamente, die von Vitamin A abgeleitet sind, werden heutzutage sehr erfolgreich bei der Behandlung von Hauterkrankungen wie Akne eingesetzt. In der Kosmetikindustrie wird Vitamin A als ein regelrechtes Wundermittel gegen die Alterung der Haut angepriesen. Doch was genau ist Vitamin A, und hat es auch ähnlich nützliche Effekte für die Haare?

Streng genommen bezeichnet man als Vitamin A nicht nur einen einzelnen Stoff, sondern mehrere ähnliche chemische Substanzen. Die bekanntesten und wirksamsten davon sind Retinol, Retinal und die Retinsäure. Alle Substanzen der A-Vitamine sind fettlöslich und können so relativ einfach in Zellen eindringen. Die Medikamente, die von Vitamin A abgeleitet sind, werden Retinoide genannt.

Vitamin A hat im Körper eine Vielzahl von unterschiedlichen Funktionen. Die Retinsäure ist beispielsweise ein Wachstumsfaktor, der verschiedenen Zellen sagt, wie sie zu wachsen haben und welche Funktionen sie ausüben sollen. Auch der Sehprozess im Auge ist zwingend von Vitamin A abhängig. Bei der Haut führt Vitamin A zu einer verbesserten Zellerneuerung, schützt die Zellen als sogenanntes Antioxidans vor schädlichen Stoffwechselprodukten und soll Entzündungen vorbeugen. All diese Effekte sind insbesondere bei der Behandlung von entzündlichen Hauterkrankungen von Vorteil, weshalb Retinoide hier oft verschrieben werden.

Die Wirkung von Vitamin A auf die Haare ist noch nicht abschließend erforscht. Was man aber sicher weiß: Insbesondere die Herstellung des Melanins, also des Farbstoffes der Haare, wird durch Vitamin A reguliert.

Der tägliche Bedarf an Vitamin A liegt bei etwa einem Milligramm, was mit einer ausgewogenen Ernährung sehr leicht zu erreichen ist. Sicherlich kennen Sie den Mythos, dass man viele Karotten essen soll, um besser sehen zu können. Natürlich hat die Sehkraft nichts mit dem Karottenkonsum zu tun, aber das

Gerücht hält sich tapfer, weil Karotten viel Betacarotin enthalten, das im Körper in Vitamin A umgewandelt werden kann, welches für den Sehvorgang essenziell ist. Aber auch Süßkartoffeln, Spinat, Grünkohl, Leberwurst und viele andere Lebensmittel enthalten viel von dem Vitamin. Wer keine Karotten mag, hat eine Menge Alternativen.

Macht es also Sinn, Vitamin A als Nahrungsergänzungsmittel einzunehmen? Die Antwort ist ein klares Nein. Manche Studien lassen erahnen, dass eine dauerhafte übermäßige Einnahme von Vitamin A sogar zu dünnerem Haar und vermehrtem Haarausfall führen kann. Die Gründe dafür sind noch nicht ganz geklärt.

B-Vitamine

Der Komplex der B-Vitamine besteht aus acht verschiedenen, allesamt wasserlöslichen Vitaminen, die im Körper unterschiedliche, lebenswichtige Funktionen erfüllen. Sie beeinflussen Prozesse wie die Herstellung von Proteinen, die Zellentwicklung oder regulieren das Immunsystem. Nur ein dauerhafter Mangel an folgenden vier B-Vitaminen konnte mit Haarverlust in Verbindung gebracht werden: Riboflavin (B2), Biotin (B7), Folsäure (B9) und Cobalamin (B12).

Die exakte Wirkung der einzelnen B-Vitamine auf die Haare ist bisher noch nicht ausreichend erforscht. Nur das Vitamin B7, auch Biotin oder Vitamin H genannt, bildet da eine Ausnahme. Wissenschaftler haben herausgefunden, dass es eine wichtige Rolle bei der Synthese von Keratin spielt. Eine ausreichende Zufuhr von Biotin ist daher wichtig, um das Haar stark und gesund zu machen. Außerdem kann es dazu beitragen, die Gesundheit der Kopfhaut zu verbessern, indem es die Durchblutung fördert und die Produktion von Fettsäuren reguliert. Zu den Aufgaben von Biotin im Körper gehören beispielsweise der Fett-, Kohlenhydrat- und Proteinstoffwechsel sowie die Regulation von Genen oder das Wachstum von Zellen. Biotin macht viele dieser Stoffwechselwege erst möglich, indem es als Enzym oder Co-Enzym verschiedene chemische Reaktionen unterstützt. Wenn Biotin so einen erheblichen Einfluss auf die Haut und das Wachstum der Haare hat, stellt sich natürlich die Frage, ob zusätzliches Biotin das Haarwachstum noch weiter anregen kann. Die Antwort ist leider mal wieder ernüchternd: Auch wenn viele Hersteller es versprechen – eine zusätzliche Aufnahme von Biotin, zum Beispiel in Form von Nahrungsergänzungsmitteln, hat keinen signifikanten, wissenschaftlich bewiesenen Effekt auf das Haarwachstum. Zwar wurden Fälle beschrieben, in denen Biotin das Haarwachstum angeregt hat, diese sind aber nicht wissenschaftlich geprüft oder belegt.

Ein gesunder Erwachsener benötigt am Tag etwa 30 bis 60 Milligramm Biotin, die täglich benötigte Menge der übrigen B-Vitamine ist verschieden. Sie alle werden jedoch mit einer ausgewogenen Ernährung in ausreichender Menge aufgenommen und müssen in der Regel nicht zusätzlich zugeführt werden. Eier, Fisch, Gemüse, Haferflocken, Getreideprodukte und auch Käse sind gute Quellen für B-Vitamine.

Überschüssiges Biotin wird entweder gar nicht mehr im Darm aufgenommen oder über andere Wege ausgeschieden. Deshalb hat es in der Regel auch keinen Effekt, Nahrungsergänzungsmittel mit Biotin einzunehmen, sondern kostet nur Geld. Ein Biotinmangel tritt fast nie durch eine schlechte Ernährung, sondern viel mehr durch genetische Faktoren auf.

Manche Hersteller bewerben neben Biotin auch spezielle Vitamin-B12-Shampoos, die das Haarwachstum anregen und bei Haarverlust helfen sollen. Vitamin B12 soll demnach dazu beitragen, das Haar kräftiger und widerstandsfähiger zu machen, und helfen, das Haar vor Schäden, Brüchigkeit und Spliss zu schützen. Doch hier verhält es sich ähnlich wie bei den viel beworbenen Koffeinshampoos: Die Wirkung ist noch nicht ausreichend erforscht und somit auch noch nicht bewiesen. Vermutlich kommen die Haare mit dem Vitamin B12 im Shampoo zwar in Kontakt. Die Menge im Shampoo und die Zeit einer Haarwäsche reichen aber nicht aus, um einen ernsthaften Einfluss auf das Haarwachstum zu haben.

Vitamin B6 soll ebenfalls gut für die Haare sein, denn es wird zur Bildung von Cystein benötigt, einem Baustein von Keratin, das die Struktur von Haaren und Nägeln bildet. Es ist aber wichtig zu wissen, dass ein Mangel an Vitamin B6 zwar zu Haarproblemen führen kann, ein übermäßiger Konsum des Vitamins B6 aber auch negative Auswirkungen, wie Nervenstörungen, Haut- und Verdauungsprobleme, mit sich ziehen kann.

Vitamin C

Wer kennt es nicht, das Vitamin C. Fast jedes Kind hat schon davon gehört. Wer Vitamin C zu sich nimmt, bleibt gesund. Frisch gepresster Orangensaft eignet sich hervorragend dafür. Bis hierher hat die Gesundheitsaufklärung gewirkt. Doch gilt das auch für die Haare?

Vitamin C, auch bekannt als Ascorbinsäure, ist ein wasserlösliches Vitamin und ein sehr potenter Entzündungshemmer. Als Antioxidans verhindert es, dass giftige Stoffwechselprodukte, sogenannte freie Radikale, umliegendes Gewebe schädigen können. Zusätzlich spielt es eine wichtige Rolle bei der Herstellung von Kollagen, dem Grundbaustein des Bindegewebes, das die Haut straff und glatt macht.

Vitamin C ist außerdem entscheidend bei der Aufnahme von Eisen im Darm. Da ein Mangel an Eisen sich auch auf die Haare auswirken kann, schützt ausreichend Vitamin C also indirekt vor Haarausfall aufgrund von Eisenmangel.

Der Tagesbedarf an Vitamin C liegt etwa bei 100 Milligramm. Diese Menge wird aber bei einer gesunden Ernährung mit ausreichend Obst und Gemüse schnell erreicht. Insbesondere Zitrusfrüchte wie Orangen oder Zitronen, aber auch Paprika, enthalten viel Vitamin C. Es muss also ebenfalls nicht durch Nahrungsergänzungsmittel zu sich genommen werden.

Vitamin D

Vitamin D ist in vielerlei Hinsicht ein besonderes Vitamin. Im Gegensatz zu allen anderen Vitaminen kann der Körper es mithilfe der Sonne selbst herstellen. Das ist wirklich genial, denn der Körper braucht es, um lebenswichtige Aufgaben zu erfüllen. Vitamin D sorgt für gesunde Knochen, stärkt das Immunsystem und hemmt Entzündungen. Auch in Bezug auf die Haut und die Haare hat Vitamin D einige nützliche Funktionen. Ähnlich wie Biotin beeinflusst und reguliert Vitamin D das Wachstum der Keratinozyten.

Vitamin D ist nicht etwa eine einzelne Substanz, sondern der Überbegriff für verschiedene, ähnlich aufgebaute Substanzen. Grundsubstanz für Vitamin D ist übrigens das Cholesterin. Dieses kennen Sie bestimmt als »schlechtes« Blutfett. Für viele Mechanismen im Körper ist es aber gar nicht schlecht, sondern überlebenswichtig.

Da Vitamin D für den Knochenaufbau dringend benötigt wird, ist es essenziell, dass insbesondere Kinder im Wachstum genügend Sonnenlicht bekommen. Also jeden Tag raus an die Luft, das ist nicht nur so ein Spruch, sondern unerlässlich.

HAARGENAU:

DIE STRUKTUR VON VITAMIN D

Die Struktur von Vitamin D ähnelt sehr den beiden Geschlechtshormonen Testosteron und Östrogen. Sie haben allesamt vom Aufbau her ein sogenanntes Steroid-Grundgerüst. Wegen dieser Ähnlichkeit kann ein guter Spiegel an Vitamin D auch in gewissem Maße einen Mangel oder einen Überschuss an Testosteron und Östrogen ausgleichen.

Anders als bei einigen der Vitamine, die wir bisher besprochen haben, kann man über Vitamin D eindeutig sagen: Ja, es beeinflusst das Haarwachstum. Das weiß man vor allem von Personen, deren Haarfollikel aufgrund einer erblichen Erkrankung nicht durch Vitamin D beeinflusst werden können. Die Betroffenen zeigen dann ein deutlich verringertes Haarwachstum, häufig auch ein komplettes Fehlen der Kopfhaare.

Doch wer gesund ist, muss sich diese Sorgen nicht machen. In der Regel stellt der Körper mithilfe der Sonne ausreichend Vitamin D her und kann es auch in ausreichender Menge speichern. Höchstens in dunklen Wintermonaten muss der Körper aufgrund der fehlenden Sonne auch Vitamin D über die Nahrung und gegebenenfalls Nahrungsergänzung aufnehmen. Vitamin D ist unter anderem in Eiern, Fisch, Milchprodukten oder Speisepilzen enthalten.

Vitamin E

Vitamin E ist ein fettlösliches Vitamin, welches als Antioxidans ähnlich wie Vitamin C den Körper vor Schäden durch freie Radikale schützt. Vitamin E ist nur lange nicht so bekannt wie sein Kollege, das Vitamin C. Einige Studien legen nahe, dass ein Überschuss an freien Radikalen auch zu Schäden an den Haaren und somit zu Haarverlust führen kann. Zusammen mit anderen Antioxidantien schützt Vitamin E also unter anderem vor Haarausfall.

Der tägliche Bedarf liegt etwa bei 15 Milligramm und wird insbesondere durch pflanzliche Öle, aber auch durch Brokkoli oder Spinat, leicht gedeckt.

MINERALSTOFFE – KLEIN, ABER FEIN

Zu einer ausgewogenen Ernährung gehören nicht nur genügend Vitamine, sondern auch genügend Mineralstoffe. Besonders Eisenmangel gehört zu den wohl häufigsten Mangelerscheinungen weltweit. Dazu aber gleich mehr.

Man unterscheidet bei den Mineralstoffen im Körper zwischen Mengenelementen und Spurenelementen. Von den Mengenelementen wie beispielsweise Calcium, Kalium, Magnesium und Natrium sind in einem gesunden Körper mindestens 50 Milligramm pro Kilogramm Körpergewicht enthalten. Spurenelemente wie Eisen, Kupfer, Mangan, Selen, Molybdän, Iod oder Zink sind mit weniger als 50 Milligramm pro Kilogramm Körpergewicht im menschlichen Körper vertreten.

Die Mengen der Spurenelemente mögen zwar klein sein, doch auch in den kleinen Konzentrationen haben sie eine erhebliche Wirkung. Klein, aber fein gilt hier also.

Anders als Vitamin D kann der Körper keine Mineralien selbst herstellen. Er ist darauf angewiesen, dass wir ihm genug über die Nahrung zuführen. Bei einer normalen, ausgewogenen Ernährung ist der Bedarf an den verschiedenen Mineralien jedoch meist gedeckt.

Die Auswirkungen der einzelnen Mineralstoffe auf die Haare sind noch nicht ausreichend erforscht. Dennoch wird ein Zusammenhang zwischen der Haargesundheit und den Spurenelementen Eisen, Kupfer, Selen und Zink vermutet.

Eisen

In unserer Praxis stellte sich vor einiger Zeit eine schwangere Patientin vor. Schon beim Betreten der Praxis wirkte sie sehr blass auf mich. Sie berichtete von brüchigen Nägeln, vermehrtem Haarausfall und konnte sich in letzter Zeit kaum noch richtig konzentrieren. Die Beschwerden hätten einige Wochen nach Beginn der Schwangerschaft angefangen und seien seitdem schlimmer geworden. Bei genauerer Betrachtung bemerkte ich auch kleine Hautrisse an den Mundwinkeln, sogenannte *Rhagaden*.

Die verschiedenen Symptome der Patientin und insbesondere ihre Blässe haben mich schnell auf eine Blutarmut durch Eisenmangel schließen lassen. Eine Blutuntersuchung bestätigte meinen Verdacht, und so konnte ich der Patientin mit der passenden Ernährungsempfehlung und Therapie glücklicherweise helfen. Doch welche Funktionen hat das Eisen im Körper, und wie kann es sein, dass ein Mangel zu so vielfältigen Symptomen führen kann? Schauen wir uns dieses wichtige Spurenelement mal genauer an.

Eisen ist das wohl bekannteste Spurenelement des menschlichen Körpers. Ein durchschnittlicher gesunder Mensch hat etwa drei bis fünf Gramm Eisen im Körper. Damit ist es das mengenmäßig häufigste Spurenelement im Körper. So ist es nicht verwunderlich, dass Eisen eine Vielzahl von lebenswichtigen Funktionen im Körper beeinflusst. Auch die Haare profitieren vermutlich von gut gefüllten Eisenspeichern.

Die wichtigste Funktion des Eisens ist der Sauerstofftransport im Blut. Zusammen mit verschiedenen Proteinen bildet es das Hämoglobin, den roten Blutfarbstoff, an den sich Sauerstoffmoleküle binden können. Fehlt Eisen, dann ist der Körper nicht in der Lage, an alle Stellen im Körper genügend Sauerstoff zu bringen. Das Eisen im Blut kann man auch schmecken. Haben Sie schon mal über eine blutende Stelle am Finger oder Arm geleckt, dann ist Ihnen sicher der metallische Geschmack aufgefallen. Manches Mal kann man das Metallische auch riechen. Fehlt dem Körper Eisen, kommt es zu einer Blutarmut. Das kann gefährlich werden.

Die Ursachen für einen Eisenmangel können sehr verschieden sein. Die Regelblutung bei Frauen, Probleme bei der Eisenaufnahme im Darm oder eben auch einfach ein erhöhter Eisenbedarf durch eine Schwangerschaft können eine Rolle spielen. Aufgrund der Regelblutung haben Frauen mit 15 Milligramm einen höheren täglichen Eisenbedarf als Männer, die im Durchschnitt nur etwa 10 Milligramm Eisen benötigen. Der durch die Regelblutung hervorgerufene Eisenmangel behebt sich meist von allein, sobald die Menstruation vorbei ist. Wenn die Symptome von Eisenmangel jedoch über Wochen andauern, sollte ein Arzt aufgesucht werden.

Die genauen Wirkungen von Eisen auf die Haare sind noch nicht ausreichend erforscht. Dennoch konnte beobachtet werden, dass ein Eisenmangel unter anderem zu Haarausfall führen kann. Vermutlich beeinflusst das Eisen den Haarfollikel zum einen direkt und zum anderen indirekt über die Blutversorgung. Hat der Körper zu wenig Eisen, kann nicht ausreichend roter Blutfarbstoff gebildet werden, und die Sauerstoffversorgung des Körpers sinkt auf Dauer – auch an den Haarfollikeln. Das wiederum beeinflusst das Haarwachstum.

Um einem Eisenmangel vorzubeugen, ist eine ausgewogene, eisenreiche Ernährung besonders in der Schwangerschaft, während der Regelblutung und auch bei Kindern sehr wichtig. Grundsätzlich kann der Körper tierisches Eisen leichter verwerten als pflanzliches. Das liegt daran, dass pflanzliches Eisen vom Körper zuerst noch umgewandelt werden muss, bevor es zur Bildung des Blutfarbstoffes genutzt werden kann. Besonders eisenreiche Lebensmittel sind Fisch und rotes Fleisch, aber auch Nüsse, Hülsenfrüchte, Getreideprodukte, Spinat oder Rote Bete. Wie schon angedeutet, begünstigt Vitamin C die Aufnahme von Eisen. Es kann also sinnvoll sein, eine eisenreiche Mahlzeit mit Vitamin-C-haltigen Nahrungsmitteln wie Orangensaft oder Paprika zu kombinieren.

Hemmend auf die Eisenaufnahme wirken hingegen beispielsweise Milch- und Sojaprodukte, Kaffee oder bestimmte Teesorten wie zum Beispiel schwarzer Tee.

Kupfer

Kupfer ist ein weiteres Spurenelement, das für den Körper unabdingbar ist. Eine seiner wichtigsten Aufgaben: Es beeinflusst ebenso wie Eisen den Sauerstofftransport im Blut. Außerdem spielt es bei der Energiegewinnung der Zellen eine Rolle und ist Bestandteil einer Vielzahl von Enzymen, die für den Stoffwechsel wichtig sind. Dazu gehört auch ein Enzym, das die Synthese von Melanin, dem Haut- beziehungsweise Haarfarbstoff, beeinflusst. Ohne ausreichend Kupfer kann also kein Melanin gebildet werden, und die Haare ergrauen zwangsläufig.

Doch keine Sorge, auch bei Kupfer ist die tägliche Aufnahme bei einer normalen Ernährung mehr als ausreichend. Der Mensch benötigt etwa ein bis 1,5 Milligramm Kupfer pro Tag. Viel Kupfer findet man beispielsweise in Bananen, Nüssen, verschiedenen Käsesorten oder auch in Kaffee. Um den Tagesbedarf zu decken, reicht oft schon ein reichhaltiges Frühstück: Haferflocken und Obst oder auch ein paar Scheiben Vollkornbrot mit Käse, dazu noch eine Banane, und schon ist der Tagesbedarf fast gedeckt.

Übrigens: Während Eisen und Kupfer in Spurenelementen gut für die Haare sind, können Schwermetalle wie Quecksilber, Wismut, Gold oder Thallium hingegen zu Haarausfall führen.

Selen

Selenreiche Nahrungsergänzungsmittel gehören zu den beliebtesten im deutschsprachigen Raum. Die Hersteller versprechen oft schöne, gesündere Haare, einen Schutz für das Herz-Kreislauf-System und viele andere Wirkungen. Also praktisch ein Wundermittel. Doch auch hier widerspricht die Forschung. Dennoch erfüllt Selen im Körper wichtige Funktionen und ist auch für die Haare von Bedeutung.

Selen ist wie Eisen und Kupfer Bestandteil eines wichtigen Enzyms der roten Blutkörperchen und schützt diese vor Schäden durch freie Radikale. Zusätzlich beeinflusst Selen das Immunsystem und wirkt entzündungshemmend. Die genaue Wirkung auf die Haare ist auch hier noch nicht ausreichend erforscht, Selen trägt aber wohl zum normalen Wachstum der Haare bei.

Erwachsene benötigen täglich etwa 60 bis 70 Mikrogramm Selen, und dieser Bedarf kann in der Regel sehr leicht gedeckt werden. Viel Selen findet man beispielsweise in Fisch, Nüssen oder Pilzen.

Auf zusätzliches Selen durch Nahrungsergänzungsmittel kann man also in der Regel problemlos verzichten. Eine Überdosis an Selen kann sogar zu Vergiftungserscheinungen führen, die sich dann in Haarausfall zeigen. Dazu kommt es aber erst bei täglicher Einnahme von mehr als 400 Mikrogramm Selen.

Zink

Neben Eisen ist Zink mit zwei bis drei Gramm das häufigste Spurenelement im Körper. Dank seinen entzündungshemmenden Eigenschaften wirkt Zink wunderbar bei entzündlichen Hauterkrankungen wie der Akne. Zusätzlich wirkt es antibakteriell und ist Bestandteil vieler Enzyme im Stoffwechsel des Körpers.

Einige dieser Enzyme helfen zum Beispiel, nach einer ausgelassenen Party den Alkohol im Körper abzubauen. Ohne Zink könnten wir also keinen Alkohol

HAARGENAU:

WO STECKEN BESONDERS VIELE VITAMINE UND MINERALIEN DRIN?

Erinnern Sie sich noch an die verschiedenen Vitamine und Mineralstoffe? Damit Sie jederzeit kurz nachschlagen können, in welchen Nahrungsmitteln besonders viel davon enthalten ist, haben wir Ihnen hier eine kleine Liste erstellt.

- Vitamin A: Petersilie, Wirsing, Karotten, Spinat, Leber, Eigelb, Aal
- Vitamin B: Fleisch, Fisch, Eier, Milch, Vollkornprodukte, Hülsenfrüchte
- Vitamin B7 (Biotin, Vitamin H): Nüsse, Haferflocken, Milch, Tomaten, Leber, Fisch
- Vitamin C: Orangen, Zitronen, Paprika
- Vitamin D: Milch, Pilze, Fisch, Eigelb
- Vitamin E: Nüsse, Mandeln, Leinsamen, Avocado, Paprika, schwarze Johannisbeeren, pflanzliche Öle
- Eisen: rotes Fleisch, Leber, Nüsse, Linsen, Weizenkleie, Vollkornprodukte
- Kupfer: Nüsse, Vollkornprodukte, Kakao, Leber, Cashewkerne, Hülsenfrüchte
- Selen: Fleisch, Eier, Linsen, Pilze, Nüsse, Fisch
- Zink: Kürbiskerne, Leinsamen, Haferflocken, Fisch, Rindfleisch, Milchprodukte, Nüsse, Sojabohnen

Natürlich ist die Liste nicht vollständig, grundsätzlich gilt aber das, was wir sicher als Kinder schon oft gehört haben: Obst, Gemüse und Fisch sind gesund, ab und zu ist auch Fleisch gerne auf dem Speiseplan gesehen. Auf zu fettiges Essen und Fertigprodukte sollten Sie jedoch verzichten.

trinken, beziehungsweise wir könnten ihn schon trinken, würden ihn aber nicht abbauen, was mit dem täglichen Leben vieler Menschen so nicht vereinbar wäre.

Auch das Immunsystem und der Stoffwechsel des männlichen Geschlechtshormons Testosteron werden durch Zink reguliert.

Die Wirkung von Zink auf die Haare ist leider noch nicht ausreichend erforscht. Man vermutet aber auch hier, dass Zink bestimmte Prozesse im Haarfollikel reguliert und so einen Einfluss auf das Haarwachstum nehmen kann. Zusätzlich kann es die Entstehung von Entzündungen in den Haarfollikeln verhindern.

Ein längerfristiger Zinkmangel konnte bei manchen Menschen mit Haarausfall in Verbindung gebracht werden. Bei vielen der Betroffenen konnte eine zinkreiche Ernährungsweise zu einer Besserung der Symptome führen.

Im Gegensatz zu Eisen kann der Körper Zink nicht auf längere Dauer speichern und ist auf eine ausreichende tägliche Zufuhr angewiesen. Der tägliche Bedarf liegt bei etwa 10 bis 15 Milligramm und ist in der Regel leicht zu decken. Viel Zink findet man beispielsweise in Fisch, rotem Fleisch, Weizen, Nüssen oder Sojabohnen. Essen Sie zusätzlich zu Ihren normalen Mahlzeiten also gerne noch eine Handvoll Nüsse, dann sollte der Tagesbedarf problemlos gedeckt sein.

Veganer und Vegetarier sollten vermehrt auf ihren Zinkhaushalt achten, da der Körper bei einer ausschließlich pflanzlichen Ernährung bis zu 45 Prozent weniger Zink aus der Nahrung aufnehmen kann. Ursache dafür sind verschiedene pflanzliche Stoffe, die die Zinkaufnahme im Darm behindern. In der Regel ist es aber dennoch kein Problem, den Zinkbedarf zu decken, sodass man auf Nahrungsergänzungsmittel verzichten kann.

AMINOSÄUREN – BAUSTEINE ALLER PROTEINE

Sie wissen es ohnehin bereits – zu einer gesunden und ausgewogenen Ernährung gehört natürlich noch deutlich mehr als ausreichend Vitamine und Mineralstoffe. Besonders wichtig ist auch die Art, wie wir den täglichen Energiebedarf des Körpers decken. Denn die Ernährung hat einen großen Einfluss auf die Gesundheit der Haut und somit auch auf die Haare.

Der Energiegehalt von Lebensmitteln wird meist mit Kilokalorien (kcal) berechnet. Kilo steht hier, ähnlich wie bei Kilogramm, für 1000 Kalorien. Ein durchschnittlicher Mensch benötigt am Tag etwa 2000 Kilokalorien, um seinen

Energiebedarf zu decken. Bei körperlicher Anstrengung oder schweren gedanklichen Aufgaben kann der Energiebedarf natürlich deutlich steigen.

Wenn Sie Ihren Kalorienbedarf nicht ausreichend decken, wird der Körper mit der täglichen Regeneration verschiedener Zellen sparsam umgehen und den Stoffwechsel verlangsamen. Haut- und Haarzellen haben die geringste Wichtigkeit für den Körper, sodass hier am schnellsten eine Veränderung sichtbar wird.

Wie bereits angesprochen, sind in der Faserschicht der Haare beziehungsweise im Keratin auch Aminosäuren enthalten, insbesondere die schwefelhaltige Aminosäure Cystein. Das Haar braucht also Aminosäuren, um wachsen zu können. Aminosäuren sind die Grundbestandteile aller Proteine in unserem Körper. Einige davon bildet er selbst (nicht essenziell), bei anderen ist die Ernährung elementar (semi-essenziell), damit sie gebildet werden können. Zuletzt gibt es Aminosäuren, die der Körper auch nicht mit Unterstützung bilden kann, sondern von außen benötigt (essenziell). Jede Aminosäure hat spezielle chemische Eigenschaften, die für die Funktionen der Faserschicht wichtig sind. Wenn die Aminosäuren nicht ausreichend vorhanden sind, kann es zu Haarausfall kommen.

Nicht-essenzielle Aminosäuren	Semi-essenzielle Aminosäuren	Essenzielle Aminosäuren
Können vom Körper selbst hergestellt werden	Kann der Körper aus anderen Aminosäuren bilden	Müssen von außen zugeführt werden
Alanin Asparagin Asparaginsäure Cystein Glutamin Glutaminsäure Glycin Prolin Serin Tyrosin	Histidin Arginin	Isoleucin Leucin Valin Lysin Methionin Phenylalanin Threonin Tryptophan

Essenzielle Aminosäuren kommen vor allem in Fleisch, Fisch, Ei, Milchprodukten, Hülsenfrüchten, Nüssen und Samen, Sojaprodukten und Quinoa vor. Wer sich also ausgewogen ernährt, braucht sich über einen Haarausfall, der auf einen Mangel an Aminosäuren zurückzuführen ist, keine Gedanken machen.

EXKURS: SMOOTHIE-REZEPTE FÜR DAS HAAR

In diesem Exkurs möchten wir Ihnen noch ein paar Smoothie-Rezepte mitgeben, die besonders viele gute Nährstoffe für das Haar liefern:

FRUCHTIGER HAFERFLOCKEN-SMOOTHIE:

ZUTATEN:

1 reife Banane
1 Tasse gemischte Beeren
(z. B. Erdbeeren, Heidelbeeren, Himbeeren)
1 Handvoll frischer Spinat
1 EL Mandelbutter oder Erdnussbutter
1 EL Chiasamen
1 Tasse Mandelmilch
(oder eine andere pflanzliche Milch)
1 TL Honig (optional, zum Süßen)
1 TL Leinsamenöl
(reich an Omega-3-Fettsäuren)
1 Prise Zimt (optional)
Einige Eiswürfel

ZUBEREITUNG:

Alle Zutaten in einen Mixer geben und gut mixen, bis eine cremige Konsistenz entsteht. Bei Bedarf mehr Mandelmilch hinzufügen, um die gewünschte Konsistenz zu erreichen. Den Smoothie in ein Glas gießen und sofort genießen.

Dieser Smoothie enthält eine Vielzahl von frischen Früchten, Spinat und gesunden Zutaten wie Chiasamen, Leinsamenöl und Mandelbutter. Diese Kombination bietet eine gute Quelle für Vitamin A, Vitamin B, Biotin, Vitamin C, Vitamin D, Vitamin E, Eisen, Kupfer, Selen und Zink.

GRÜNER SPINAT-MANGO-SMOOTHIE:

ZUTATEN:

1 Tasse frischer Spinat
1 reife Mango (geschält und entkernt)
1 Banane
½ Tasse griechischer Joghurt
1 EL Chiasamen
1 TL Honig (optional, zum Süßen)
Saft einer halben Zitrone
1 Tasse Mandelmilch
(oder eine andere pflanzliche Milch)
Einige Eiswürfel

ZUBEREITUNG:

Alle Zutaten in einen Mixer geben. Den Mixer einschalten und alles gut mixen, bis eine cremige Konsistenz entsteht. Den Smoothie in ein Glas gießen und sofort genießen.

Dieser grüne Smoothie ist reich an Vitamin A, Vitamin B, Biotin, Vitamin C, Vitamin E, Eisen, Kupfer, Selen und Zink. Der Spinat liefert eine gute Dosis an Vitaminen und Mineralstoffen, während Mango und Banane dem Smoothie eine natürliche Süße verleihen.

BEEREN-KOKOSNUSS-SMOOTHIE:

ZUTATEN:

1 Tasse gemischte Beeren
(z. B. Erdbeeren, Heidelbeeren, Himbeeren)
½ Tasse Kokosmilch
½ Tasse griechischer Joghurt
1 EL Mandelbutter oder Erdnussbutter
1 EL Chiasamen
1 TL Honig (optional, zum Süßen)
Einige Eiswürfel

ZUBEREITUNG:

Alle Zutaten in einen Mixer geben. Den Mixer einschalten und alles gut mixen, bis eine cremige Konsistenz entsteht. Bei Bedarf mehr Kokosmilch hinzufügen, um die gewünschte Konsistenz zu erreichen. Den Smoothie in ein Glas gießen und sofort genießen.

Dieser Smoothie enthält Vitamin C, Vitamin E, Eisen, Kupfer, Selen und Zink. Beeren sind bekannt für ihren hohen Gehalt an Antioxidantien, während Kokosmilch und Joghurt eine cremige Textur liefern.

AUF WIEDERSEHEN

Wir hoffen sehr, dass jeder und jede von Ihnen in diesem Buch die Antworten gefunden hat, die er oder sie sich in Bezug auf die Haare schon lange gestellt hat. Während der Recherche und dem Schreiben haben wir selbst noch so viel gelernt und immer wieder gestaunt, was der Körper so kann.

Vor allem hoffen wir, es waren beruhigende Antworten, die Sie hier gefunden haben – wie zum Beispiel, dass Haarausfall durchaus behandelbar ist, oder dass Haare nach stressigen Phasen im Leben wiederkommen können. Bitte nehmen Sie auch mit: Probleme mit den Haaren, gerade schwerwiegende, sollten von einem Arzt gesehen werden. Denn zum Beispiel Haarausfall kann auch auf die Psyche wirken und Folgeerkrankungen mit sich bringen.

Vielleicht können Sie nach diesem Buch auch Frieden mit Ihren Haaren schließen, weil Sie nun wissen, dass vieles davon genetisch veranlagt und einfach nicht zu ändern ist – auch nicht mit den teuersten Pflegeprodukten.

Apropos Pflege, Sie haben es sicherlich gemerkt, hier gilt durchaus: Weniger kann mehr sein. Man darf alles mal ausprobieren, muss aber nicht jede Woche alles anwenden. Das Wichtigste ist, die Haare vor chemischen und mechanischen Einflüssen zu schützen und bei Pflegeprodukten auch stets auf Inhaltsstoffe zu achten. Denn nicht alles, was wir ins Haar schmieren, ist gut.

Bevor Sie das Buch gleich zur Seite legen, um vielleicht ein Smoothie-Rezept auszuprobieren oder eine eigene Haarmaske herzustellen, mit allem, was der Kühlschrank so hergibt, ist uns eines noch wichtig: Seien Sie mit sich selbst zufrieden – ob lockig, fettig, kahl oder mit Spliss.

Denn wer es schafft, sich so anzunehmen, wie er ist, der braucht meist keinerlei oder nur sehr wenige Pflegeprodukte. Der strahlt eben von innen heraus und berührt damit andere Menschen.

Wir wünschen Ihnen genau das: Zufriedenheit mit sich selbst und stets ein Strahlen im Gesicht.

ANHANG

Inhaltsstoffe in Haarpflegeprodukten (Auswahl)

Silikone	
Methicone/Polysiloxane/ Dimethicone, Cyclomethicone; Endung -cone oder -xane (siehe auch Tabelle auf Seite 93)	Silikon, umhüllt die Haare, kann auf Dauer die Haare austrocknen

Lösungsmittel	
Propylenglykol (PPG)	Lösungsmittel, Feuchthaltemittel, hautreizend und allergieauslösend

Tenside	
Sodium Laureth Sulfate	Tensid, eingeschränkt empfehlenswert, macht die Haut durchlässig für Schadstoffe
Laureth-9	Tensid, eingeschränkt empfehlenswert, macht die Haut durchlässig für Schadstoffe
Cocamidopropyl Betaine	pflanzliches Tensid, das die Wirkung der anderen Waschtenside abpuffert und verträglicher macht, Verdicker, antistatische Wirkung
Cocamide DEA	Tensid pflanzlichen Ursprungs, krebserregend durch Bildung von Nitrosaminen
PEG-3 Distearate	Emulgator und Tensid, nur eingeschränkt empfehlenswert, hautreizend, macht die Haut durchlässig für Schadstoffe
C12-15 Pareth-3	Tensid/Emulgator, steht im Verdacht, die Haut durchlässig für Schadstoffe zu machen
Undecylenamido Propyl Betaine	Tensid, empfehlenswert
Natriumlaurylsulfat (SLS) / Natriumdodecylsulfat (SDS) / Natriumlaurethsulfat (SLES)	Tenside, hautreizend, bei empfindlicher Haut bedenklich

Farbstoffe	
CI 77163 / CL 18050 / CL 17200 / CL 19140 / CL 74260 / CL 12370 / CL 11680 / CL 17200 / CL 15985	Farbstoff; allergieauslösend, krebserregend oder toxisch

Konservierungsstoffe (Parabene)	
Methylparaben	Konservierungsstoff, unter Sonnenlicht lässt es die Haut schneller altern, führt zu Altersflecken, bis 0,4 % zugelassen
Ethylparaben	Konservierungsstoff, stark allergieauslösend, bis 0,4 % zugelassen
Propylparaben	Konservierungsstoff, ähnlich wie Östrogen; bis 0,19 % zugelassen
Butylparaben	Konservierungsstoff, ähnlich wie Östrogen, bis 0,19 % zugelassen
Sodium Salicylate	Konservierungsstoff, schuppenlösend
Sodium Benzoate	Synthetischer Konservierungsstoff, umstritten
Polyethylenglykol (PEG) / Macrogole	Konservierungsstoff, macht die Haut durchlässig für Schadstoffe
Benzylparaben / Isopropylparaben / Isobutylparaben, Phenylparaben / Pentylparaben	Konservierungsstoffe, seit 2015 in der EU verboten

Konservierungsstoffe (halogenorganische Verbindungen)	
Benzisothiazolinone / Bromchlorophen / Climbazole / Chlorhexidine / Chloroacetamide / Chlorphenesin / Dichlorobenzyl Alcohol / Iodopropynyl Butylcarbamate / Methylchloroisothiazolinone / Quaternium-15 / Quaternium-51 / Triclocarban / Triclosan	Konservierungsstoff, halogenorganische Verbindung, in höheren Dosen krebserregend, zellschädigend, allergieauslösend

Konservierungsstoffe (Formaldehydabspalter)	
Quaternium-15 / DMDM Hydantoin / Diazolidinyl Urea / Imidazolidinyl Urea / Sodium Hydroxymethylglycinate / 2-Bromo-2-nitropropane-1,3-diol / 5-Bromo-5-nitro-1,3-dioxane / Dimethyl Imidazolidinone	Konservierungsstoff, Formaldehydabspalter, in höheren Dosen krebserregend, lässt die Haut schneller altern

Emulgatoren	
Dimethicone Copolyol	Emulgator, Silikon, synthetischen Ursprunges, bedenklich
Diethanolamine/ Triethanolamine	Emulgator und Weichmacher, kann zusammen mit anderen Stoffen krebserregende Nitrosamine bilden
Polysorbate 20	Emulgator synthetischen Ursprunges, schwächt Barrierefunktion der Haut, hautreizend, allergieauslösend

Sonnenschutzmittel	
Oxybenzone/Benzophenon-3	UV-Filter, krebserregend, Verdacht auf hormonelle Wirkung, allergieauslösend, umweltschädlich

Antistatika	
Polyquaternium 10	Antistatikum, damit die Haare nicht fliegen und zur besseren Kämmbarkeit, eingeschränkt empfehlenswert
Guar Hydroxypropyltrimonium Chloride	Antistatikum zur besseren Kämmbarkeit, eingeschränkt empfehlenswert

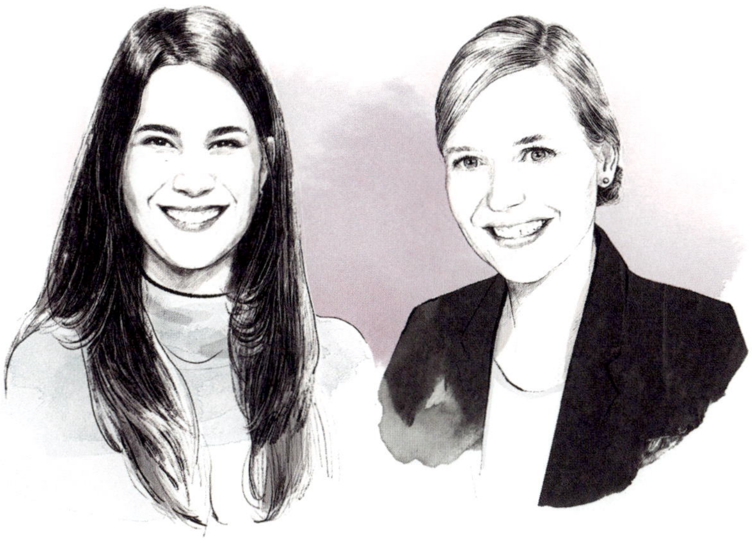

DIE AUTORINNEN

Dr. med. Alice Martin, geboren 1991, ist Influencerin und Mitbegründerin der Online-Hautarztpraxis dermanostic. Ihre Blogs über Haut und Haare auf diversen Social-Media-Kanälen werden millionenfach geklickt. 2021 wurde die viel gefragte Expertin und Interviewpartnerin vom Handelsblatt und der Boston Consulting Group als Vordenkerin ausgezeichnet. Alice Martin lebt in Düsseldorf.

Dr. med. Lucia Schmidt, geboren 1982, ist Ärztin und verantwortet als Redakteurin die »Leib & Seele«-Seiten in der *Frankfurter Allgemeinen Sonntagszeitung* sowie den Gesundheitspodcast der *FAZ*. Unter anderem erhielt sie den Medienpreis der Deutschen Gesellschaft für Gastroenterologie, Verdauungs- und Stoffwechselkrankheiten. Lucia Schmidt lebt in Frankfurt am Main. Für ecoWing schrieb sie bereits *Leber an Milz* und *Zu viel um die Ohren*.

Wie Dauerstress und Lärm zu Hörproblemen führen

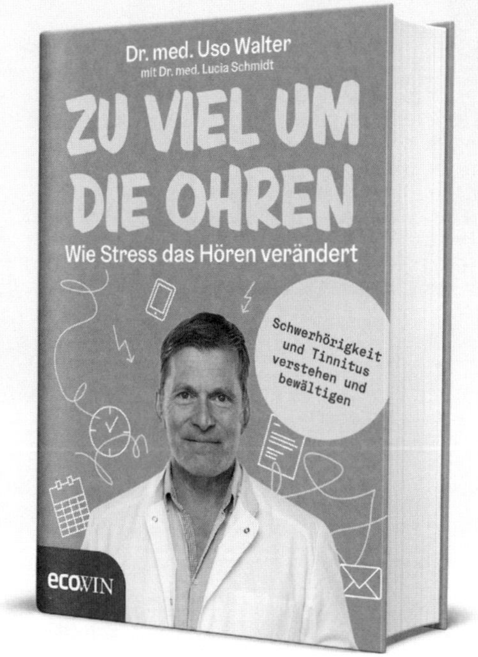

Der HNO-Arzt und Tinnitus-Experte Dr. Uso Walter und die FAZ-Journalistin und Ärztin Dr. Lucia Schmidt nehmen die Leser in diesem Buch mit auf eine faszinierende Reise in die Welt des Hörens. Die beiden zeigen, warum das Hören vor allem Kopfsache ist, warum man Schwerhörigkeit möglichst frühzeitig behandeln sollte und wie man seinen Tinnitus in den Griff bekommt.

»Zu viel um die Ohren erklärt verständlich und humorvoll, wie wir hören, wie das Gehör krank werden und was man dagegen tun kann.« *MDR*

USO WALTER / LUCIA SCHMIDT
ZU VIEL UM DIE OHREN
280 Seiten · Hardcover
14,5 x 21,0 cm · ISBN: 978-3-7110-0292-1
€ 22,00

ALLES ÜBER UNSERE UNTERSCHÄTZTEN ORGANE

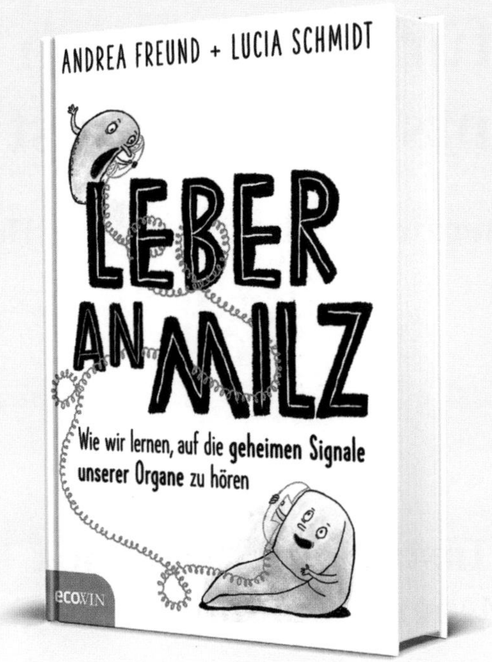

Wer weiß schon, wo die Milz sitzt und wofür sie gut ist? Warum wir ohne den Hirnstamm gar nicht atmen können und dass das Steißbein für unsere aufrechte Haltung eine entscheidende Rolle spielt? Wir kennen zwar unsere großen Organe wie Herz, Darm und Lunge, die kleinen aber unterschätzen wir allzu oft. Dabei können wir unseren Körper erst in Gänze verstehen, wenn wir die Signale aller Organe richtig deuten. Andrea Freund und Lucia Schmidt zeigen auf ebenso anschauliche wie unterhaltsame Weise, welche Rädchen zwischen Kopf und Fuß ineinandergreifen.

Ein Buch, das Spaß macht, staunen lässt und ganz nebenbei für unser Wohlbefinden sorgt.